远离常见病系列丛书

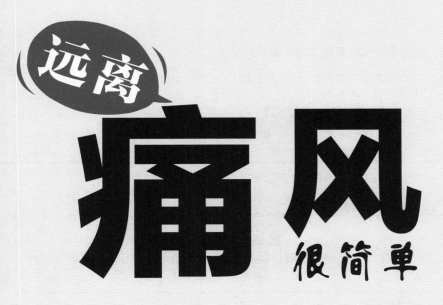

李佃贵 ◎ 主编

U0278524

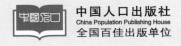

中国人口出版社
China Population Publishing House
全国百佳出版单位

图书在版编目（CIP）数据

远离痛风很简单 / 李佃贵主编 . —北京：中国人口出版社，2024.5
ISBN 978-7-5101-8944-9

Ⅰ . ①远… Ⅱ . ①李… Ⅲ . ①痛风－防治 Ⅳ . ① R5

中国版本图书馆 CIP 数据核字 (2022) 第 245397 号

远离痛风很简单

YUANLI TONGFENG HEN JIANDAN

李佃贵　主编

责 任 编 辑	张宏君	
责 任 印 制	林　鑫　任伟英	
插 图 绘 制	黄焱舞	
出 版 发 行	中国人口出版社	
印　　　刷	小森印刷（北京）有限公司	
开　　　本	880 毫米 × 1230 毫米　1/32	
印　　　张	7	
字　　　数	120 千字	
版　　　次	2024 年 5 月第 1 版	
印　　　次	2024 年 5 月第 1 次印刷	
书　　　号	ISBN 978-7-5101-8944-9	
定　　　价	29.80 元	

电 子 信 箱	rkcbs@126.com
总编室电话	(010) 83519392
发行部电话	(010) 83510481
传　　　真	(010) 83538190
地　　　址	北京市西城区广安门南街 80 号中加大厦
邮 政 编 码	100054

编 委 会

前 言 | ❖═◆◗◍◖◆═❖

　　随着社会的发展，人们的物质生活水平不断提高。生活水平提高的同时也带来了饮食结构的改变，从而导致痛风的发病率逐年上升，发病年龄也逐渐提前，痛风已从一个少见病发展为常见病与多发病。特别是痛风性关节炎的反复发作给患者带来了巨大的身心痛苦，甚至还会导致关节破坏、肾脏损害，使患者的生活质量受到严重影响。

　　痛风并不是很难诊断的疾病，从患者的年龄、性别、体形、病史、家族病史、风险因素、关节炎的发病部位、临床表现等，再加上血液检查尿酸偏高，甚至关节积液中的尿酸结晶等，一般都可以做出准确的诊断。至于急性痛风的临床治疗，亦有较为普遍的标准。痛风的治疗难点在于嘌呤的普遍存在，以及个别患者体质不良和生活方式不健康等复杂因素，这都导致痛风反复发作，难以治愈。

　　痛风及高尿酸血症目前也被认为是动脉硬化的独立危险因素，常伴发高血压、糖尿病和高脂血症，被称为代谢综合征，因此痛风及高尿酸血症的防治工作显得尤为重要。目前对于痛风的防治仅局限在饮食控制、降尿酸药物的使用以及痛风性关节炎急性发作时的对症处理，而对于如何防止痛风性关节炎的反复发作以及间歇期对关节、骨与软骨的保护等，尚缺少真正有效的办法。

痛风是一种常见的代谢性疾病。老年人由于体内代谢的速度减慢，一旦长期摄入富含嘌呤的食物及短期内大量饮酒，都有可能发生高尿酸血症或痛风。如果不及时治疗有可能导致痛风的各种并发症发生而影响生活质量，增加患者的痛苦与医疗费用的开支。痛风是一种能防能治的疾病，只要痛风患者做好基础治疗，包括膳食的科学合理选用、改变不良的生活方式、保持稳定的情绪，在医生的指导下，通过合理规范的用药，就有可能减少发病，减轻病情，预防并发症。

为此，我们组织有关专家编写了本书，书中对痛风的认识、病症鉴定、饮食干预、药物治疗以及具有中医特色的传统疗法做了详尽介绍，以提高广大读者对本病的认识，防止痛风的发生，并能在患病时进行正确积极的治疗，避免有病乱投医。

目 录

第二章 ·························

痛风的预防和治疗

第三章 ·································

生活调养治痛风

第四章 ·························

中医治疗痛风

第一章

痛风
基础知识

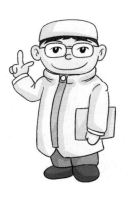

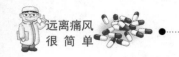

什么是**痛风**

痛风是一种常见的代谢性疾病，是由于长期嘌呤代谢异常，使得血尿酸增高进而引起组织损伤的一组疾病。痛风会对骨关节、肾脏、皮肤及心脏产生不同程度的影响与病理改变。不同的痛风患者在患病时的血尿酸水平，对身体器官的损害程度和种类都是不相同的，患病特点和发病诱因也因人而异。

医学上把痛风分为原发性痛风和继发性痛风。原发性痛风多与饮食行为、不良的生活方式有关；继发性痛风多是由某种原发疾病所致的嘌呤代谢异常引起。老年人患痛风以原发性痛风为多，是由先天性或特发性嘌呤代谢紊乱引起的，常有一定的遗传倾向。这也与长期的高尿酸血症直接有关。继发性痛风主要由慢性肾脏病、血液病、内分泌代谢疾病及长期服用某些药物引起。患有急性痛风性关节炎的患者与短期内过多选择富含嘌呤的海鲜、动物内脏及饮酒有密切关系。

一般情况下，患者因痛风到医院看专科医生，医生会给患者做进一步相关检查，以明确痛风是原发性痛风还是继发性痛风，同时给予相应的药物治疗。

什么是嘌呤

人体细胞内的遗传物质——脱氧核糖核酸（DNA）和核糖核酸（RNA）都是由嘌呤参与组成的。嘌呤是决定人类遗传和形成个体差异的重要物质。核酸分解代谢后产生的嘌呤可进一步代谢转变成尿酸。

不仅我们人体细胞含有嘌呤，几乎所有的动植物细胞都含有嘌呤。人体内的嘌呤主要有两个来源：一是来源于含嘌呤的食物，约占20%，日常生活中嘌呤含量高的食物主要包括动物内脏、豆制品和各种肉汤、肉汁等；另一个来源是体内氨基酸分解产生的，约占80%。在正常情况下，从食物中摄入的嘌呤和人体自身代谢生成的嘌呤最终会以尿酸的形式通过肾脏从尿液中排出。

嘌呤在人体内主要是以嘌呤核苷酸的形式存在，嘌呤核苷酸在核苷酸酶的催化下，脱去磷酸成为嘌呤核苷，嘌呤核苷又可经水解、脱氨及氧化作用最后生成尿酸。

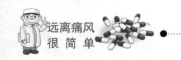
体内嘌呤核苷酸的分解代谢主要在肝、小肠及肾脏中进行。正常生理情况下，嘌呤合成与分解处于相对平衡状态，所以尿酸的生成与排泄也较恒定。

什么是尿酸

尿酸是嘌呤分解代谢的最终产物，它是一种不易溶解的含有碳、氮、氧、氢的杂环化合物，为白色结晶，呈弱酸性。

尿酸在血液中以两种形式存在：一种为游离型，另一种为结合型。结合型的尿酸是与血浆蛋白结合在一起的部分，主要是与血浆白蛋白结合，少数与胎球蛋白结合。而游离型尿酸易沉积在组织内，结合型尿酸须与蛋白分离为游离型后，才可在组织内沉积。在正常情况下，游离型与结合型保持一定的比例。尿酸以何种形式存在，取决于血液里的血浆蛋白和血液的 pH 值。当血浆蛋白，尤其是白蛋白的浓度有明显的变化时，可影响结合型尿酸。例如，当血浆白蛋白明显升高时，结合型尿酸也增多。当 pH 值为 4.75 时，91% 的尿酸呈结合状态；当 pH 值为 6.75 时，91% 的尿酸呈游离状态。人体在正常生理状态下，血液的 pH 值为 7.4 时，血液中约

98％的尿酸为游离状态，尿酸几乎全部以尿酸盐形式存在。

据研究，血尿酸的饱和度在 37℃时为 416 微摩尔／升，超过 416 微摩尔／升即为超饱和状态。尿酸在血液里如同盐在一杯水中一样，当超过其饱和度，血中的尿酸就会呈针状结晶析出，而这些针状结晶很容易在组织、关节、软组织、软骨、肾内沉积，从而对各组织器官造成损害。

尿酸的**排泄**途径有哪些

血清中的尿酸一部分与白蛋白结合而存在，其余部分以游离形式存在。健康人体内尿酸的生成量和排泄量大致是相等的。

一个健康成人体内的尿酸大约为 1200 毫克，平均每天新生成的尿酸量为 750 毫克，排泄量为 500～1000 毫克。尿酸的排泄大部分经肾，还有小部分通过肠道和皮肤随粪便与汗液排出体外。

肾对尿酸的排泄至关重要，它是尿酸排出的最主要途径，60％～70％的尿酸由肾排出。人体的肾小球如同层层过滤筛，当尿酸随着血循环流入肾小球时，由于 5％～7％的尿

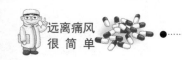

酸和蛋白质紧密结合，无法穿透肾小球滤过膜而滞留在血液里，其余93%~95%的游离型尿酸迅速从肾小球滤过膜渗出，进入近端肾小管，肾小管近端对渗出的尿酸有吸收作用，就会将大部分的尿酸重吸收到血液里，这些重吸收的尿酸一旦运行到肾小管的远端，会再次被抛弃，进入肾小管内，用专业术语来说就是被分泌。我们常说尿中的尿酸，主要是通过肾小管远端分泌而产生，但从尿酸的排泄过程来看，肾血流量对尿酸的排泄有影响。当肾血流量增加时，会影响肾小管近端对渗出尿酸的重吸收，这样相应增强了尿酸的排泄。因此，完备的肾小球和肾小管功能是保证尿酸排泄的重要条件。

肾功能正常时，尿酸的肾小管分泌量与血尿酸浓度呈正相关。当血尿酸浓度升高时，近端肾小管分泌尿酸的量也增加。肾功能不全时，虽然尿酸的重吸收正常，但近端肾小管分泌的尿酸减少，仍会导致高尿酸血症。

肠道是人体的排泄器官，通过肠道随粪便排出的尿酸占30%~40%。这一途径不重要，但在严重肾衰竭时，此途径可能成为尿酸代谢的主要去路。

总之，尿酸在血液中的浓度，取决于尿酸生成速度和经肾排泄之间的平衡。故任何原因造成的尿酸生成增多和排泄减少，均可导致高尿酸血症。

尿酸有哪些作用

　　一般认为，尿酸仅作为嘌呤分解代谢的废物，本身并没有什么生理功能，没有任何益处。但最新研究表明，尿酸也不是一无是处。研究表明，尿酸是体内一些有害活性物质的有效清除剂，尿酸具有类似维生素 C 的抗氧化作用。

　　人是需氧动物，但高浓度氧有可能引起氧中毒，导致中枢神经系统、呼吸系统以及视网膜功能障碍，这是由于过量的氧经一系列生化反应产生活性氧的结果。近年一个非常有意义的发现是尿酸具有消除体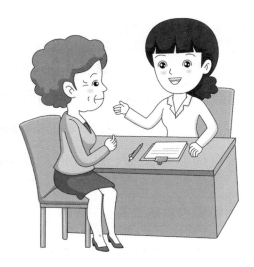内活性氧的作用。血中存在的白蛋白、维生素 C、维生素 E 以及谷胱甘肽等非酶性抗氧化物质的总抗氧化作用也与尿酸有关。同时，当体内维生素不足时，尿酸可替代它们进行抗氧化作用。

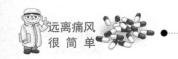

这也提示人们，既要看到嘌呤代谢产生不利的一面，也要看到其有益的一面。因此，除痛风急性期的患者应严格限制摄入高嘌呤食物外，对正常人不必限制。

导致体内*尿酸*过高
的原因有哪些

→ **嘌呤摄入过多**

人体内尿酸的含量与摄入食物内的嘌呤含量成正比。摄入的食物内核糖核酸的 50％、脱氧核糖核酸的 25％ 都要在尿中以尿酸的形式排泄，所以严格限制嘌呤摄入量可使血清尿酸含量降至 60 微摩尔 / 升，使尿内尿酸的分泌降至 1.2 毫摩尔 / 分升。

→ **嘌呤合成过多**

内源性嘌呤代谢紊乱较外源性因素更为重要。嘌呤由非环状到环状的合成过程要经过多步反应，其中酶的异常多会导致嘌呤合成过多。已经发现的有：磷酸核糖焦磷酸（PRPP）合成酶活性增加，次黄嘌呤－鸟嘌呤磷酸核糖转换酶缺乏，葡萄糖 6－磷酸酶缺乏。

→ 嘌呤代谢增加

如慢性溶血性贫血、横纹肌溶解、红细胞增多症、骨髓增生性疾病及化疗或放疗时会导致尿酸升高。过度运动、癫痫状态、糖原贮积症都可加速肌肉三磷酸腺苷的降解，导致尿酸升高。心肌梗死、吸烟、急性呼吸衰竭也与三磷酸腺苷加速降解有关。

什么是高尿酸血症

高尿酸血症，顾名思义就是血液中尿酸过高，超过正常值引起的疾病。那么尿酸多高算超过正常值呢？我国学者的调查资料表明，男女尿酸正常参考值分别为：男性为 149~417 微摩尔 / 升（2.5~7.0 毫克 / 分升），女性为 89~357 微摩尔 / 升（1.5~6.0 毫克 / 分升）。女性的正常参考值比男性的数值低 60~70 微摩尔 / 升，在停经期尿酸值才逐渐上升，并接近成年男性的数值。

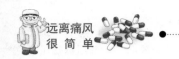

高尿酸血症就是痛风吗

　　高尿酸血症不等同于痛风。只有在高尿酸血症同时合并尿酸结晶性关节炎、尿酸性尿路结石、痛风性肾病、尿酸性动脉硬化、反复发作关节炎导致关节畸形等时才称为痛风。如果仅仅是血尿酸水平超出正常范围，没有临床症状，尚未导致器官和组织的损害，仍局限于无症状高尿酸血症范畴，一般不称为痛风。但是有些研究把高尿酸血症归为痛风的一种特殊类型，是痛风的不同阶段，即认为高尿酸血症是痛风的前期。但是需要着重指出的是，这只是表明高尿酸血症与痛风的密切关系，而不能简单认为高尿酸血症一定会发展为痛风。

高尿酸血症与痛风
有什么关系

　　痛风与高尿酸血症密切相关，但是，仅仅是血尿酸升高，还不足以引发痛风。尿酸的溶解度比较低，尿酸钠盐、尿酸盐的溶解度更低。各种原因导致的血尿酸升高，超出血液中能够溶解的尿酸浓度，过高的尿酸和尿酸盐就会析出结晶，如果遇上寒冷、饮酒、饮食不当、疾病、影响尿酸代谢的药物等因素，会增加尿酸和尿酸盐结晶的析出沉积。这些尿酸或尿酸盐结晶沉积在关节腔内及关节周围组织，白细胞会吞噬、溶解这些尿酸结晶，并释放一系列炎性细胞因子及溶解酶，这些化合物在溶解、吸收尿酸的同时，引发一系列化学反应即炎症反应，引起周围组织充血、纤维素渗出，导致局部组织红肿疼痛，严重者可以引起全身不适、发热等症状，这就是痛风发作了。

痛风的 易 患 人群有哪些

→ 男性

痛风的发病人群中，男性明显多于女性，男女之比为20:1。这是由于女性体内的雌激素能促进尿酸排泄，并有抑制关节炎发作的作用。此外，男性较女性饮酒赴宴的应酬多，在喝酒时，大多会摄入动物内脏、海鲜等高嘌呤食物，这也是男性患痛风的比例高于女性的原因之一。

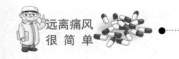
中老年人

痛风首次发病的高峰年龄在 40 ~ 55 岁，有 60%以上的患者在这一年龄段发病。这是由于随着年龄的增长，身体内的分泌代谢能力下降，使得尿酸生成增加或排泄下降，这就容易使血中尿酸水平过高而发病。

遗传因素

痛风发病有明显的遗传倾向。据统计，在父母或祖父母患痛风的人群中，有 50% ~ 60%的人也会发生痛风，而普通人群中痛风患病率仅为 0.3%。

特殊人群

从事脑力劳动如办公室、IT 人员，比从事体力劳动者更容易患痛风。

经常酗酒和经常超量摄入嘌呤食物者

宴席不断，经常超量摄入高嘌呤食物（如动物内脏、海鲜）及酗酒等，会使血中尿酸水平明显升高，引发痛风。据统计，每饮一瓶啤酒会使血尿酸水平升高 1 倍；每吃一次火锅，要比一顿普通饮食摄入的嘌呤高数倍甚至 10 倍。这就是为什么不少痛风患者只要一赴宴就会发病的原因。

> → 肥胖及患有高血压、高脂血症、糖尿病、多发性骨髓瘤的患者

痛风患者中不少人身体偏胖，许多人同时患有高血压、高脂血症、糖尿病、多发性骨髓瘤。研究证明，甘油三酯阻止肾小管排泄尿酸；长期高血压会使肾动脉硬化而致肾小球过滤功能下降、肾小管分泌功能减弱，从而影响血尿酸的排泄；糖尿病患者也会因糖尿病性肾病而使血尿酸排泄减少；服用利尿类降压药，如复方降压片会影响肾脏排泄尿酸；多发性骨髓瘤患者因骨质被破坏，细胞中大量核酸分解，会使尿酸生成增多。

> → 其他

肝脏疾病患者，亦会因血尿酸升高而罹患痛风。

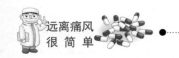
哪些不良因素能

诱发痛风发作

→ 不加节制地进食富含嘌呤的食物

蔬菜（如菠菜）、豆制品（如豆腐）、动物内脏（如猪肝）、海产品（海参和小鱼干）等，尤其在摄入富含嘌呤的食物的基础上大量饮酒，可使血尿酸的水平明显升高，从而诱发急性痛风的发作。

→ 外伤也常常是诱发痛风的因素

任何外伤都可以使痛风发作，哪怕是很轻微的外伤也不例外。如走长路、轻微扭伤、鞋履不适等，均可引起痛风的急性发作。这可能与组织损伤后沉积在组织处的尿酸盐脱落有关。

→ 某些药物

痛风患者在使用一些药物时，也常造成痛风的急性发作。如临床上常用的利尿药、青霉素、阿司匹林等，都可诱发痛风。

→ 一些从事特殊职业的人

如司机、网球手等容易引起个别关节的慢性损伤，进而导致痛风的发生。

→ 某些疾病

发生严重疾病时，由于内环境的紊乱和体内分解代谢旺盛，常诱发痛风。如肿瘤患者，由于患者细胞核酸代谢旺盛，尤其是在放疗、化疗后，患者体内可以产生大量的尿酸，也会造成痛风的急性发作。

为什么饥饿可引起痛风

众所周知，痛风和高尿酸血症与高嘌呤饮食摄入过多有关，治疗痛风和高尿酸血症要求低嘌呤饮食。但是，低嘌呤饮食不是简单的"饥饿疗法"，饥饿不一定能降低血尿酸，甚至可诱发痛风发作。如果长期摄入、吸收能量不足，人体就会分解肌肉和脂肪作为能量来源，肌肉释放氨基酸，脂肪释放脂肪酸，使得内源性尿酸生成增加，脂肪酸代谢过程中酮体生成增多，组织缺氧还会增加乳酸生成，这些物质

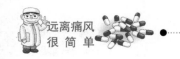

都会干扰尿酸代谢，减少肾脏对尿酸的排出，导致血尿酸水平升高。

痛风为什么多在夜间发作

痛风性关节炎急性发作多在夜间，有些患者是在晨起时突然感到足部疼痛难忍，发现足趾红肿。痛风多在夜间发作有多种原因，如夜间不饮水可能使血液浓缩，尿酸浓度升高；糖皮质激素是人体内非常重要的抗炎激素，夜间是肾上腺糖皮质激素分泌最低的时段，也就成为痛风易发时间；有些人是由于晚餐时饮酒、摄入大量高嘌呤食物或食用富含果糖、酸性的食物等；白天过度劳累，乳酸生成过多，夜间尿酸排泄减少；晚餐不吃主食或吃得很少，身体动用体脂供能，产生酮体，酮体抑制尿酸排泄；夜间有缺血、缺氧的异常情况、睡前服用某些药物也可能诱发痛风急性发作。所以，平日控制好痛风的危险因素，晚餐清淡、不饮酒、多饮白开水是"睡个安稳觉"的保障。

年轻人也会患痛风吗

年轻人患痛风者并不少见，也是近年来痛风发病增加最多的人群。年轻人喜欢追求快节奏的生活方式，同时也倾向于高嘌呤饮食、少运动、饮酒、起居不规律等，引发肥胖，这些因素导致痛风或高尿酸血症发病人群呈现年轻化趋势。近年来与痛风相关的疾病，如糖尿病、高血压、血脂异常等也越来越多出现在年轻人群中，而这些疾病通过不同的途径升高血尿酸浓度，如果不能及时纠正各种代谢紊乱，长期的代谢异常相互助长，会诱发心脑血管疾病、动脉硬化症、肾脏损害、神经系统损害等。

痛风发作与季节有什么关系

一年四季，痛风都可能发生，但由于气候等因素不同，每一个季节都有易发的原因。

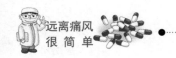
→ 春季

气候潮湿，运动量减少，容易造成体重增加。同时由于春季易发感冒，而感冒常诱发痛风。因此，春季应该注意适量运动，预防感冒等。

→ 夏季

出汗多，体内水分减少，尿酸浓度增加，如果水分补充不足，也容易造成痛风发作。

→ 秋季

深秋季节也是痛风的易发时节，主要因为气温较低，人体饥饿中枢受到低温刺激，食欲增加，食量增大，若多食肥甘厚味的食物，体内就会产生过多的血尿酸。另外，秋季气候干燥，皮肤非显性失水多，如果水分补充不够，容易造成尿酸浓度升高，诱发痛风。

→ 冬季

不少人在冬季有进补的习惯，一些温补药膳通常含有高嘌呤，如果进补过后，关节出现红肿热痛等症状，要当心是否有急性痛风发作。

哪些药物容易*诱发*痛风

→ 利尿药

高血压患者如果长期服用噻嗪类利尿剂降压，可损害肾功能，降低肾脏排尿酸的能力，引起尿酸的升高，从而引起或诱发痛风。

→ 抗结核药

结核病患者久用吡嗪酰胺和乙胺丁醇而不合用利福平时，多数患者的血尿酸会升高，进而会诱发痛风。吡嗪酰胺和乙胺丁醇都会抑制尿酸的排出而升高血尿酸，但利福平对吡嗪酰胺引起的关节痛有较好的疗效，可能与利福平抑制尿酸的吸收、加速尿酸的排泄有关。

→ 阿司匹林

阿司匹林对尿酸代谢具有双重作用。大剂量阿司匹林（大于 3 克 / 日）可明显抑制肾小管对尿酸的重吸收，使尿酸排泄增多；中等剂量阿司匹林（1 ~ 2 克 / 日）则以抑制肾小管

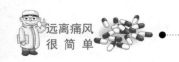
排泄尿酸为主；虽然小剂量阿司匹林（小于0.5克/日）对尿酸作用的研究不多，但临床已经发现75～325毫克/日用量的阿司匹林能损害老年人的肾功能和尿酸清除能力，而小剂量阿司匹林已被心脑血管患者广泛应用，特别是老年人。因此，应该警惕剂量改变对老年人所造成的损害。痛风急性发作时，应避免服用阿司匹林。

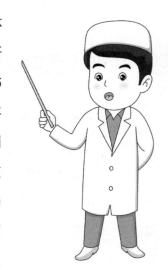

→ 部分血管扩张剂

部分血管扩张剂，如 β 受体阻滞剂（如美托洛尔）、钙通道阻滞剂（如硝苯地平、氨氯地平）等，都可使肾血流减少，尿酸排泄减少。

→ 免疫抑制剂

典型的药物是环孢素，环孢素会减少尿酸的排出。一些风湿免疫科的患者，以及接受器官移植且服用环孢素的患者也是痛风的高危人群，尤其肾功能不全的换肾的患者更不容易控制尿酸。

→ 部分抗生素

喹诺酮类（如氧氟沙星、加替沙星等）、青霉素等抗生素大多由肾脏排泄，但其排出多就会影响尿酸的排出。使体内尿酸水平升高，增加痛风的发生概率。

→ 调脂药

烟酸是调脂药中常用的药物，它虽然具有良好的调脂作用，但它兼有明显的升高血尿酸的不良反应。

饮食对痛风有哪些影响

高嘌呤饮食是痛风发病的重要诱因。日常膳食中不同食物所含嘌呤的量差别很大，动物蛋白含嘌呤较高，摄入过多会导致高尿酸血症。常见富含嘌呤的食物主要是肉类，如猪肉、牛肉、羊肉、鸡肉、鸭肉、鹅肉等，以及动物内脏尤其是脑、肝、心等。因此，以大米和蔬菜为主要食物的传统亚洲饮食嘌呤含量低，这些地区的人们痛风的发病相对来说较少。相比之下，欧美国家的人们摄入大量的肉类和海产品等富含嘌呤的食物，容易患痛风。

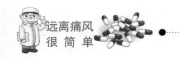
大量饮酒为什么
会导致痛风

　　长期大量饮酒会导致痛风，主要是因为：一方面乙醇代谢使血乳酸浓度增高，乳酸可抑制肾脏对尿酸的排泄作用；另一方面乙醇能促进腺嘌呤核苷酸加速分解而使尿酸增多。同时，酒类又可提供嘌呤原料，导致血尿酸增高，如啤酒类含有大量鸟苷酸，一般陈年黄酒都含有大量氨基酸等原料。不同的酒精饮料中嘌呤含量各有不同：陈年黄酒＞啤酒＞普通黄酒＞白酒。所以，不同种类的酒精饮料也会对血尿酸值产生不同程度的影响，而喝适量红酒对健康威胁不大。另外，饮酒时常进食较多高蛋白、高脂肪、高嘌呤类的食物，也可导致或加重痛风的发作。

　　研究证实，乙醇与尿酸水平呈线性相关关系。与完全不饮酒者相比，每天乙醇消耗量在 10～14.9 克能够使痛风危险性增加 32％；每天消耗量在 15～29.9 克，痛风危险性增加至 49％；消耗量在 30～49.9 克，痛风危险性增加至 96％；消耗量在 50 克及以上，痛风危险性增加至 153％。

为什么肥胖人易患痛风

俗话说"一胖百病缠"，肥胖被认为是人类健康的"杀手"。一项对 40 岁以下的痛风患者的调查显示，约 85% 的人都有体重超重的情况。

肥胖者的血尿酸水平通常高于正常人，痛风患者若伴肥胖还可影响药物效果，降低药物敏感性。

高尿酸血症多见体重指数增高及腹型肥胖者，后者也称中心性肥胖，常合并有一定程度的胰岛素抵抗。资料显示，这种肥胖与代谢综合征、胰岛素抵抗、高血压及血脂异常等密切相关。肥胖人群易患痛风，可能的原因有：肥胖者摄入能量增加，嘌呤合成增加，使尿酸合成增加；进食过多，消耗少，造成过度的脂肪在皮下、腹部或内脏器官储积，当劳累或饥饿时，动用储积的脂肪产生热量供机体活动的需要，此时脂肪分解产生的酮体阻碍了血尿酸的排泄，间接地使血尿酸水平增高。另外，高尿酸血症及痛风与肥胖之间可能存在某些遗传或获得性遗传共同缺陷，使高尿酸血症及痛风常伴有肥胖或中心性肥胖。

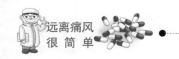
什么叫**痛风石**，
它是如何形成的

　　在痛风患者的发病过程中，会出现一种坚硬如石的结节——痛风石，又名痛风结节。这是一种因尿酸钠结晶沉积于软组织，从而引起慢性炎症及纤维组织增生形成的结节肿。

　　一般认为，当血尿酸在540微摩尔/升以上时，发生痛风石的概率高。多见于起病后的某个时期，平均为10年左右。总之，血尿酸浓度越高，病程越长，发生痛风石的概率越大。痛风石逐渐增大后，其外表皮肤可能变薄溃破，形成瘘管，排出白色粉笔屑样的尿酸盐结晶物，经久不愈。由于尿酸有抑制细菌的作用，继发感染少见。发生在手足肌腱附近的结石，常影响关节活动，有时需手术治疗。近年来，由于痛风患者得到早期诊断、及时治疗，且降低血中尿酸的有效药物逐渐增多、应用渐广，所以痛风石的出现已逐渐减少。

痛风石易发生在什么部位

除了神经系统外，其他任何组织或器官，都有可能发生痛风石，但最易发的部位是足及手附近，尤其是跖趾关节、踝关节、足背等处，以及手指关节、掌指关节、腕关节、手背部等，其次是膝关节附近、肘关节及耳廓等处，极少见于躯干部如胸、腹、背、腰、臀、肩等，大腿及上臂处也极少有痛风石形成。内脏也可有痛风石发生，但主要见于肾实质，有时可见于输尿管及膀胱，偶尔见于心脏、肝脏、胆囊及胆管、胰腺等。脑组织则无痛风石发生，这是因为脑组织不利于尿酸沉积。

痛风石经过治疗能消退吗

一般来说，痛风石一旦出现，若不给予适当的治疗，不会自行消退，而且会随着疾病的迁延而逐渐增大。对于首次发生的较小的痛风石，在采取治疗使血尿酸长期维持正常后，经过一定

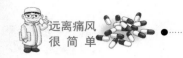

的时间（一般为 20 ～ 30 日）痛风石可以完全消退。这是因为形成时间较短的痛风石，其结节内沉积的尿酸尚能与血液中的尿酸自由交换，对这类患者适当给予药物治疗，可促使结节中的尿酸吸收入血，再由肾脏排出。如果痛风石产生持续 3 个月以上，则消退的可能性不大。尤其是长期存在的较大的痛风石，已失去了再吸收入血的可能。总之，痛风石体积越大，持续时间越长，数量越多，则消退的可能性就越小。

急性痛风性关节炎
有哪些主要临床表现

急性痛风性关节炎是由于尿酸盐结晶沉积在关节及周围组织内而引起急性无菌性炎症反应。该病四季均可发病，但以春、秋季节和季节更替时为多，且与饮食有关。其表现为急性关节炎，是痛风首发症状。

急性痛风性关节炎发作时常伴有发热、全身不适、头痛乏力、食欲下降、多尿症状，发热多在 38℃以下，少数可有畏寒，体温上升至 39℃左右。

起病急骤，常出现在夜间或凌晨，因突然出现的关节疼痛而惊醒，疼痛较剧烈，呈刀割样或咬噬样剧痛，并持续呈进行性加重，一般在 24～48 小时达到高峰。患者表情痛苦，疼痛难忍，受累关节局部皮肤发红、发热，触痛明显，伴有关节活动障碍，似急性微生物感染。

首次发作的急性痛风性关节炎多于数天或数周后自行缓解，大多数为单个关节首次发作，多关节者较少见。最易发的部位是足部第一跖趾关节。急性痛风性关节炎也可发生在其他跖趾关节，踝、膝、手、腕、肘等关节。大关节受累时可有关节渗液，一般发作持续数天或数周，可自行缓解或消退，关节活动功能逐渐恢复。但青少年和遗传缺陷者可持续几个月。炎症消退后，局部皮肤呈暗红色，皱缩，除了有小片脱屑和轻度瘙痒外，一般不留明显痕迹，几个月后可完全恢复正常。

急性期症状缓解后即可进入无症状期，又称痛风间歇期。进入间歇期后又可因饮食不当、饮酒、劳累、外伤或行走过多而诱发。大多数患者发作次数会越来越频繁，受累关节增多，最后转入慢性，发生关节畸形和活动障碍等。

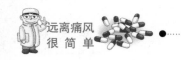

腹泻也是慢性
痛风的表现吗

据统计，5%～20%的慢性痛风患者常出现腹泻。机理尚不明晰，可能的原因包括代谢紊乱后胰脏分泌消化酶减少、过量服用含镁的抗酸剂、上消化道内细菌过多（正常情况下是没有的）等。虽然解释很多，但确切原因还不清楚。也有人认为，痛风性腹泻是由于调控肠道蠕动的神经受到损害引起的，患者要寻求专业医生治疗，因为对不同的情况所采取的措施是不一样的。比如，若腹泻是由于消化酶过少引起的，只需在吃饭的时候服用多酶片就能解决问题。

慢性痛风性
关节炎有哪些特点

慢性痛风性关节炎的特点是：持续存在高尿酸血症；持续存在痛风关节炎的症状，但是，症状时轻时重。此期间可以促发痛风的各种并发症，如关节畸形、骨质破坏、痛风石、痛风性肾病、肾脏功能不全等。痛风石的存在进一步加重关节毁损、关节畸形、关节功能障碍。未治疗

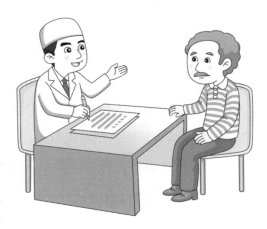

或者未经正规治疗的痛风患者，痛风关节炎反复发作，最终形成慢性痛风性关节炎。另外，慢性痛风性关节炎的患者常伴有高血压、糖尿病、冠心病、血脂异常等。

老年人急性痛风

有什么特点

大部分老年患者以急性痛风性关节炎起病，表现为单关节红、肿、热、痛，夜间疼痛加剧，可同时伴有体温升高、白细胞升高。用阿司匹林类药物的疗效不如秋水仙碱好。其

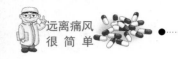
特点如下。

（1）出现痛风前期症状，表现为游走性关节刺痛、低热、乏力、皮肤潮红、瘙痒等。

（2）有些老年人的痛阈值升高，致关节疼痛感觉减轻，此时易被误诊为其他类型的关节炎。

（3）有些老年人可因动脉硬化而导致肢端血供不畅，痛风性关节炎此时会表现为胫骨下端或踝内外持续红肿。如继发感染，则易形成慢性溃疡，应注意与慢性骨髓炎、丹毒等相鉴别。

（4）持续高尿酸血症会形成肾结石，由于老年人易发生泌尿系感染，更易形成肾结石。

（5）正常人40岁以后血尿酸升高，50岁可达生理性峰值。老年人可因偶然高蛋白饮食而造成一过性高尿酸血症，故不能只依据一次血尿酸化验值升高就轻率诊断为痛风。相反，无痛风病史而接受化疗的患者也会发生急性尿酸性肾病。

（6）老年人初发的痛风绝大部分继发于高血压、动脉硬化、糖尿病、风湿性疾病等对肾小管的损伤，故不能忽视对原发病的诊治。

老年人**慢性痛风**有什么特点

少数老年患者属慢性痛风，痛风石是慢性痛风的特征性改变，可发生于除中枢神经系统以外的任何部位。患者有如下特点。

（1）第一跖趾关节最易受累，局部严重变形，影响走路甚至需要穿特制鞋。

（2）个别患者可因痛风石溃破，不断流出乳白色混悬物并形成窦道，容易被误诊为骨髓炎、关节结核。

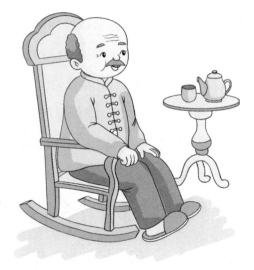

（3）患者较少有强烈的关节剧痛，以钝痛的慢性关节炎较多见，易与常见的骨关节炎混淆。必要时可经关节腔抽液检出尿酸盐结晶来确诊。

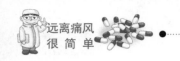
（4）有关节痛风石者多数合并有肾结石，会出现程度不等的肾功能不全。

（5）常有不规则的急性痛风发作。如果表现为大关节炎性积液，在抽出液中仍可查到尿酸钠结晶。

（6）老年慢性痛风主要是多基因遗传性肾脏排泄尿酸障碍，其次是多基因遗传性尿酸产生过多。这类患者往往有较长病史。

（7）继发性痛风（可继发于血液病）较多，且较多累及踝关节及第一跖趾关节以外的足关节。

老年人患痛风性关节炎与老年人常见的退行性骨关节炎难以鉴别，在趾间产生的骨关节炎也可在关节周围形成结节，称为 Hebenden 结节，很像痛风石，两者区分就更加困难。最好的鉴别依据是前者血尿酸升高，而后者血尿酸一般并不升高。

什么是转移性痛风，有什么特点

转移性痛风是急性痛风性关节炎的特殊类型，表现为痛风性关节炎急性发作，与其他痛风一样，高尿酸血症是转移性痛风的病理基础。特殊的是，血尿酸水平突然大幅度波动是转移性痛风的诱因，特别是转移性痛风可以发生在降尿酸治疗的过程中。另一个特点是，转移性痛风常发生在非典型部位的关节，特别是可以出现多个大关节损害。

血尿酸水平突然大幅度的升高或下降都可以引起转移性痛风。大家都知道，血尿酸水平升高可以诱发痛风性关节炎的急性发作，但是，突然大幅度下降的血尿酸导致痛风发作让人困惑。其实，此时的血尿酸下降是暂时的，随后是更高的血尿酸升高诱发新的痛风发作。

转移性痛风一般发生在痛风患者，以及中度和重度高尿酸血症患者、巨大痛风性结节肿的患者中。典型的痛风性关节炎发作，特别是首次发作常在足部第一跖趾关节，但是，转移性痛风多发生在非典型部位的大关节，可以累及多个关节，患者症状重、病程持续时间长、治疗更困难。

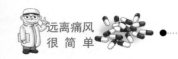

痛风对**肾脏**损害

有哪些表现

→ 痛风性肾病

尿酸盐结晶沉积
于肾组织引起间质性
肾炎，早期可仅有蛋
白尿和显微镜下检出
血尿，且间歇出现，
故易被遗漏。随着病
程进展，蛋白尿转为

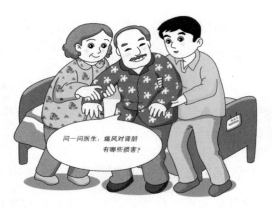

问一问医生：痛风对肾脏
有哪些损害？

持续性，肾的浓缩功能受损，出现夜尿增多，尿相对密度（比
重）偏低等现象，随着病情进一步发展，终于由慢性氮质血
症发展到尿毒症症群。以往有 17% ～ 25% 的痛风患者死于肾
功能衰竭。由于痛风患者常伴有高血压、动脉硬化、肾结石、
尿路感染等疾患，痛风性肾病常常是综合因素的结果。

→ 急性肾功能衰竭

由于大量尿酸结晶广泛阻塞肾小管腔，导致尿路梗阻而产生急性肾功能衰竭症状，此时如给予积极治疗，如多饮水、服用碱性药物、降低血尿酸等，病情常可好转。

→ 尿路结石

原发性痛风患者有 20% ~ 25% 并发尿酸性尿路结石，部分患者肾结石的症状早于关节炎发作。继发性高尿酸血症患者尿路结石的发生率更高。细小泥沙样结石可随尿液排出而无症状，较大者常引起肾绞痛、血尿及尿路感染症状。纯尿酸结石能被 X 线透过而不显影，但混合钙盐较多者，可于尿路 X 线片上被发现。

第二章

痛风
的预防和治疗

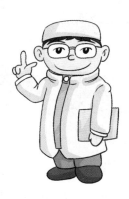

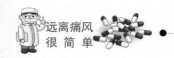

如何尽早发现痛风

　　要想早期发现痛风，最简单而有效的方法就是检测血尿酸浓度。对人群进行大规模的血尿酸普查可及时发现高尿酸血症，这对早期发现及早期防治痛风有十分重要的意义。在目前尚无条件进行大规模血尿酸检测的情况下，下列人员应进行血尿酸的常规检测。

　　（1）60岁以上的老年人，无论男、女及是否肥胖。

　　（2）肥胖的中年男性及绝经期后的女性。

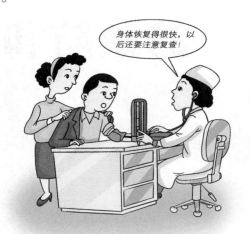

　　（3）高血压、动脉硬化、冠心病、脑血管病患者。

　　（4）糖尿病（主要是2型糖尿病）患者。

　　（5）原因未明的关节炎，尤其是中年以上的患者。以单关节炎发作为特征。

（6）肾结石，尤其是多发性肾结石及双侧肾结石患者。

（7）有痛风家族史的成员。

（8）长期嗜好肉类，并有饮酒习惯的人。

凡属以上所列情况中任何一项者，均应主动去医院做有关痛风的实验室检查，不要等到已出现典型的临床症状（如皮下痛风结石）后才去就医。如果首次检查血尿酸正常，也不能轻易排除痛风及高尿酸血症的可能性，以后应定期复查，至少应每年做一次健康体检。这样，可使痛风的早期发现率大大提高。为了提高检测准确率，在血尿酸检测时需注意以下几点：

（1）应在清晨空腹时抽血，因为进餐后尤其是食用了高嘌呤饮食可使血尿酸偏高。

（2）在抽血前1周，停服影响尿酸排泄的药物。

（3）抽血前避免剧烈运动，因剧烈运动可使血尿酸增高。

（4）由于血尿酸有时呈波动性，一次检测正常不足以排除高尿酸血症，应多查几次才能确认结果。

有时，痛风发作时血尿酸不一定会升高，相反伴有血尿酸升高的关节炎也不是百分之百可诊断为痛风。但只要提高警惕，想到有痛风的可能性，就能做到早期诊断，误诊的可能性就很小了。

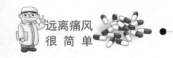

诊断痛风的 **要点** 有哪些

　　痛风的诊断可以通过关节穿刺和滑膜液结晶物的分析来确定。一般也可以根据症状史、第一跖趾关节这一特征性部位，以及经常多关节发病的特点，结合血尿酸水平的升高而做出诊断。如果不能明确诊断，或者临床表现为膝、踝或腕关节的单关节受累，则应行关节穿刺以排除感染。

　　痛风的诊断要点：

　　（1）本病发病年龄多为 30 ～ 40 岁，男女比例为 20 : 1。

　　（2）不少患者有阳性家族史，病程可达 1 ～ 20 年。

　　（3）易发于第一跖趾关节，其次累及其他指、趾关节和腕、踝、膝、肘关节。初期多为单个关节发炎。

　　（4）起病急骤。多于夜间痛醒，受累关节红、肿、热、痛，伴有发热。年轻患者多发生游走性多关节炎。

　　（5）慢性期，关节肿大、肥厚、畸形、僵硬，有大痛风石时关节常溃烂，由伤口排出尿酸盐结晶，耳垂、耳轮也有痛风石。部分患者可并发肾结石和肾功能障碍。

（6）实验室检查显示血液尿酸高。

（7）X线检查，早期急性关节炎时，仅受累关节周围软组织肿胀。反复发作时，可在软组织内出现不规则团块状致密影，即痛风结节。

诊断痛风常用的国际标准是什么

国际风湿病协会诊断痛风的标准为：

（1）滑囊液中查见特异性尿酸盐结晶。

（2）痛风石经化学方法或偏振光显微镜检查，证实含有尿酸盐结晶。

（3）具备下列临床表现、实验室检查和X线征象12项中的6项者：

①1次以上的急性关节炎发作。

②炎症表现在1日内达到高峰。

③单关节炎发作。

④患病关节皮肤呈暗红色。

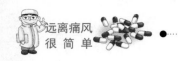

⑤第一跖趾关节疼痛或肿胀。

⑥单侧发作累及第一跖趾关节。

⑦单侧发作累及跗骨关节。

⑧有可疑的痛风石。

⑨高尿酸血症。

⑩X线显示关节非对称性肿胀。

⑪X线显示皮质下囊肿不伴骨质侵蚀。

⑫关节炎症发作期间关节液微生物培养阴性。

诊断痛风最简便最有
价值的方法是什么

  诊断痛风最简便而有价值的实验室检查是血尿酸测定。血尿酸值的测定也是诊断痛风的基本检查项目，是诊断痛风最直接的实验室检查依据，是确诊痛风的必备条件。

  血尿酸检查过程其实很简单，只需抽取患者少量血液，放入自动分析仪中，机器就会测得血清尿酸值。需要注意的是，血清尿酸值是波动的，它会因年龄、性别以及检查当天的身体状况、前一天的饮食、运动量、使用的药物等不同而产生变动。

→ 血尿酸正常范围

据我国医疗机构统计，我国成年男性血尿酸的平均水平为 178 ～ 416 微摩尔 / 升，成年女性血尿酸的平均水平为 148 ～ 357 微摩尔 / 升。不同年龄段的血尿酸值也不相同。检测显示，正常成年男女之间血尿酸浓度是有差别的，男性血尿酸值平均比女性的高，这点在青春期时两者的差别更为明显。一般来说，男性和绝经后女性的血尿酸值超过 420 微摩尔 / 升，绝经前女性的血尿酸值超过 357 微摩尔 / 升，可以高度怀疑是高尿酸血症患者。

→ 血尿酸检查的注意事项

（1）应空腹检查：采血的最佳时机是清晨空腹状态下。如果吃得太饱，尤其是大餐之后，血中的尿酸值难免偏高。因此，在做血清尿酸检查的前一天，应避免吃高嘌呤的食物，更不要喝酒。

（2）避免剧烈运动后检查：人在剧烈运动后，由于肌肉会释放尿酸，也会使尿酸检查结果偏高。因此，应避免在

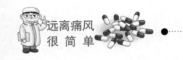

剧烈运动（如跑步、快速爬楼梯、负重等）之后到医院检查。

（3）注意药物的影响：有一些药物（如阿司匹林、利尿药、降压药）会影响到尿酸的排泄。建议把这类药物停用 3 ~ 5 天，再去检查血尿酸值。

（4）应多次检查：人们在正常生理状态下，血尿酸值都在一定幅度内波动。因此，一次血尿酸测定正常，不能证明没有高尿酸血症，需要在不同日期的同一时间段测定 3 次以上，取其平均值才能得到可靠的结果。

X 线检查有

什么临床意义

有很多痛风患者会有疑惑，痛风性关节炎又不是外伤，拍 X 线片有用吗？答案是：有。因为痛风性关节炎对骨、关节及周围软组织有破坏作用，对长期反复发作的痛风患者来说，拍 X 线片很有必要。

痛风患者做 X 线检查，有利于临床医生了解患者的骨与关节的破坏情况，并通过这些特征来判断患者所患的是何种痛风、痛风的严重程度、临床分期及确定治疗方案等。

→ 痛风早期 X 线特征

　　痛风患者的骨、关节及周围软组织等部位最易受累。早期急性痛风性关节炎除软组织肿胀外，关节显影正常，待反复发作后才会有骨质改变。骨质改变的首先反应是关节软骨边缘的破坏，关节面不规则，关节间隙变窄，如继续发展则可发现在软骨下骨质及骨髓内均可有痛风石沉积，骨质边缘可产生增生反应。X 线片可发现早期骨质改变，这对治疗有着比较重要的意义，因为骨质破坏较轻时，通过适当的药物、饮食治疗等手段，可望得以恢复，而对于晚期病变则难以逆转。

→ 痛风晚期 X 线特征

　　痛风关节炎晚期 X 线片如出现骨质破坏，则病变较为严重。表现有骨质破坏，关节面及邻近的骨质有圆形或不规则的透光性缺损影或虫蚀样、蜂窝样缺损影及骨质疏松或脱钙表现。对慢性痛风患者，做 X 线检查，可以明确有否侵袭骨和关节及破坏程度来确定骨损害情况，以便选择药物治疗或手术治疗。

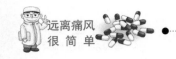

怎样进行尿尿酸检查

常常有些痛风患者在医院门诊就诊时，带着许多血液生化和各种影像学检查的报告单据，就是没有尿尿酸的化验结果，这个情况表明人们对痛风患者的尿液化验并

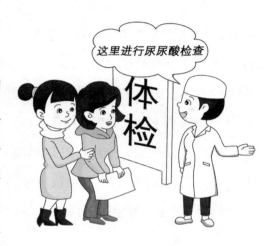

这里进行尿尿酸检查

体检

不重视。其实，痛风患者的尿尿酸检查数据对于了解痛风患者的合并症、伴发病病情及指导痛风的治疗有着重要的临床意义。

人体每天都在体内形成尿酸，其中有 2/3 是由尿液排出，因此，检查尿中的尿酸浓度，是了解体内尿酸水平的重要方式。正常饮食情况下，人体 24 小时尿酸的排出量在 600 毫克以下。

根据尿尿酸测定可将高尿酸血症分为产生过多型和排泄不良型。

（1）产生过多型：是在正常饮食状态下，24 小时尿尿酸含量超过 800 毫克者，或者低嘌呤饮食 1 周，24 小时尿尿酸含量超过 600 毫克者。

（2）排泄不良型：是指在正常饮食状态下，24 小时尿尿酸含量低于 800 毫克者；或者低嘌呤饮食 1 周，24 小时尿尿酸含量低于 600 毫克者。

痛风患者进行尿尿酸测定，需要在低嘌呤饮食 5 天后，留取 24 小时尿液送检。需要特别注意的是：患者如有肾功能减退、尿路梗阻、排尿不畅等症状时，尿尿酸的测定均会受到影响，则不宜做此检查。

合理留取尿液的方法可采取 24 小时尿收集法：第 1 天早晨 7 时将膀胱排空，然后留尿，直至第 2 天早晨 7 时的尿（应包括早晨起床时的第 1 次小便，即晨尿）全部留下收集在一个容器内。收集容器需置于冰箱冷藏，但不可有结冰现象。用量杯计算总尿量有多少毫升，在预先准备好的化验单上填写 24 小时总尿量，再做尿 pH 定性实验，并取 200 毫升左右尿送到化验室进行 24 小时尿尿酸测定。

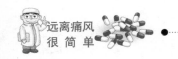

关节液检查有什么意义

　　人体正常关节腔内一般有 5 毫升以内的关节液，又称滑膜液。关节液主要检查内容如下。

→ 积液外观检查

　　一般为半透明或微混的淡黄色至棕黄色液体。如关节液为不透明浑浊液体，或含有絮状物，或为脓性甚至血性，则应考虑化脓性、结核性、外伤性关节炎等引起的积液。

→ 积液尿酸值检测

　　痛风性关节炎患者的关节液中的尿酸含量明显升高，其他性质的关节炎，如风湿性关节炎、类风湿关节炎、结核性关节炎的关节液中，尿酸值含量正常或明显低于痛风性关节炎。

→ 积液尿酸盐结晶检查

　　痛风性关节炎患者的关节液白细胞内，可发现针状尿酸盐结晶，而其他原因引起的关节积液中则没有此种现象。尿酸盐结晶的发现对痛风的确诊有十分重要的参考意义。

关节镜检查有什么优势

　　关节镜检查是应用于关节腔内部组织结构检查的一种内窥镜，借助它可以直接观察滑膜、软骨、半月板与韧带，为诊断各种关节炎提供了病理依据。随着关节镜清除术的不断成熟和发展，关节镜微创清除结晶成了治疗痛风的重要手段。

　　关节镜检查及关节镜清除术在诊治膝关节急性痛风性关节炎中有着独特的优势。

　　（1）能够在直视下全面检查并发现关节内病灶，并可多点取滑膜、结晶组织进行病理检查，大大提高了诊断效率及准确性。

　　（2）镜下可以全面彻底清理关节内病损，较内科治疗及其他治疗疗效确切且复发率低。

　　（3）可全面准确发现关节内结构的其他病变，并采取相应的治疗措施，如合并关节内游离体、软骨碎片、半月板损伤，及时清理修整、解除关节机械性障碍。

　　（4）对内科治疗无效及无法耐受秋水仙碱等药物不良反应的患者提供了一种行之有效的治疗方法。

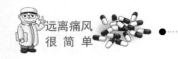
（5）可以明显缩短急性病病程并显著改善预后。

（6）手术时间短、创伤小、术后恢复快、复发率低。

血尿酸增高就是痛风吗

血中尿酸的增高，可以帮助痛风的诊断。但应注意到影响血尿酸增高的其他因素，如进食高热能、高嘌呤的饮食，饥饿，饮酒，应用噻嗪类及氨苯蝶啶等利尿药、小量阿司匹林药物等，都能使血中尿酸增高，故不能仅因一次血尿酸值增高就给人戴上痛风的"帽子"。其实，即使血中尿酸增高，也可为无症状性高尿酸血症，这种情况在痛风出现以前就可以长期持续存在。有高尿酸血症者，不一定全都发展成为痛风。据研究，只有5% ~ 12%的高尿酸血症患者最终发展为痛风，绝大多数患者终身不发作。

无痛风发作的高尿酸血症患者，是由于血中尿酸浓度不够高、高尿酸血症的持续时间不够长，这可能是各种药物和饮食因素而造成暂时性高尿酸血症，只要除掉这些因素就可以恢复正常。但痛风患者在其病程中的某一阶段必将有高尿酸血症的存在。

当然，血尿酸值越高，出现痛风症状的可能性越大。其实，有部分患者在痛风急性发作时，可能由于应激反应，内源性激素使尿酸由尿排出增多，从而使血尿酸值在正常范围内，反而在急性发作缓解后才出现血尿酸值增高。所以，测出的血尿酸应结合患者的症状、体征、X线检查、关节滑液检查尿酸盐结晶等加以综合分析，才能做出是否为痛风的诊断。

痛风患者为什么要检查血沉

血沉即红细胞沉降率（ESR），是指红细胞在一定的条件下在单位时间内的沉降距离。正常参考范围：男性 0 ~ 15 毫米 / 小时；女性 0 ~ 20 毫米 / 小时。血沉是非特异性指标，很多情况可以导致血沉加快：女性月经期、妊娠；风湿病、结核病、急性细菌性感染等；心肌梗死、手术或创伤等；恶性肿瘤、多发性骨髓瘤、慢性肾炎、肝硬化、系统性红斑狼疮、巨球蛋白血症、亚急性细菌性心内膜炎、贫血、高胆固醇血症等。痛风急性发作是炎症反应，血沉加快，通常小于 60 毫米 / 小时。血沉加快提示有病变的存在。

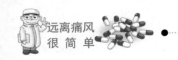

痛风为什么要检查血糖

血糖（GLU）是指血液中葡萄糖的浓度，来源于食物中的淀粉、肌糖原、牛奶乳糖、蔗糖和麦芽糖等，经消化吸收而生成葡萄糖，大部分储存于肝脏和肌肉内，是供应生命活动的能量。正常情况下，血糖保持相对稳定。临床通过监测空腹、餐后血糖数值的变化来诊断疾病，掌握糖尿病的病情和治疗效果。正常参考范围：成人空腹血糖为3.9 ~ 6.1毫摩尔/升（70 ~ 110毫克/分升）；餐后2小时血糖小于7.8毫摩尔/升（140毫克/分升）。

患者腹痛或尿血
就是肾结石吗

腹痛和血尿是肾结石的特征性临床表现，但是很多肾脏疾病，如肾结核、肾盂肿瘤、海绵肾等也可以出现腹痛、血尿，临床症状非常接近肾结石，有时需要特殊检查才可以鉴别诊断。胆结石、胆道蛔虫症易与右侧肾绞痛相混淆；右侧肾结石或输尿管结石需要与急性阑尾炎鉴别；另外，肾结石还要与急性胰腺炎、卵巢囊肿蒂扭转、宫外孕破裂、胃及十二指肠溃疡等引起的急腹症、腰背痛等疾病进行鉴别。所以，不能仅以腹痛、血尿诊断肾结石，需要到医院就诊，完善相关检查，尽可能避免误诊。

痛风与类风湿
关节炎有什么区别

类风湿关节炎常发生在手指、足趾等小关节，发作时也以疼痛、肿胀、活动障碍等症状为主，病程较久者也会造成关节畸形与破坏，在急性发作期又可伴有发热、全身不适等症状，所以容易与痛风性关节炎，尤其是慢性痛风性关节炎相混淆，临床造成误诊的情况时有发生。因此，患者对这两种不同性质的关节炎各自的特点与区别，应有一个概括的了解。

类风湿关节炎的主要临床表现是以慢性对称性多个关节炎为主要特征的一种全身疾病，目前对其病因尚不完全清楚，

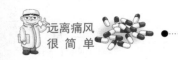

但一般认为与自身免疫异常有关。

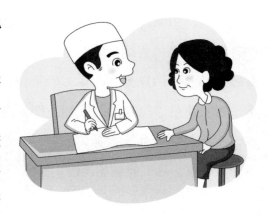

类风湿关节炎多见于 30 岁以上的女性。关节的基本病变是滑膜炎，由急性多次反复发作后逐渐转为慢性。关节腔受到破坏，关节面被侵蚀，发生关节纤维化和强直、错位甚至骨化，是病变的最后结果，可使关节的功能受到严重影响，并影响到生活质量。

类风湿关节炎大多数为对称性的多关节炎，受累的关节以双手关节为最多见。关节疼痛、肿胀，但表皮极少发红。关节僵硬以早晨起床后为最明显，俗称为"晨僵"。病程较长者，指间关节可呈现梭形肿胀。慢性后期的患者，关节周围肌肉出现萎缩，关节发生畸形，尤其是手指变成屈曲状，严重影响手部的功能，甚至日常生活不能自理。

在类风湿关节炎患者的关节周围，尤其是关节隆突部位及经常受压处（如肘关节的鹰嘴突）可出现类风湿结节，但这种结节性质与痛风结节完全不同。它在经过正规的治疗后可完全消失。

在实验室检查方面，类风湿关节炎患者的血液中类风湿因子为阳性，血液免疫学检查也可出现种种不正常，如血补体 C3 可降低、冷球蛋白可升高，血浆蛋白电泳早期 α2 增加，慢性期 γ 球蛋白可升高。血尿酸及 24 小时尿中尿酸测定则正常。

用秋水仙碱治疗痛风性关节炎发作有明显的效果，而该药对类风湿关节炎则无效。

此外，类风湿关节炎还会有关节外的一些表现，如风湿性血管炎、心包炎、胸膜炎等，但很少会引起肾脏损伤。

痛风与风湿性
关节炎有什么区别

风湿性关节炎的致病原因是感染溶血性链球菌后引起的全身变态反应性结缔组织病，主要为关节炎及心脏损害，如风湿性心肌炎、风湿性心脏瓣膜病等。

风湿性关节炎主要见于青年和少年，中年以上的人极少患风湿性关节炎。有人把关节长期负荷过重、受寒、疲劳引

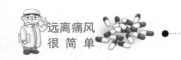
起的关节痛称之为风湿性关节炎是不正确的。这种关节痛往往是由于关节慢性劳损或关节周围的韧带、肌腱等组织发生了退行性变化而引起，通过休息或推拿按摩往往可以缓解。

风湿性关节炎发作期的特点是多发性的大关节红、肿、热、痛，主要侵犯膝关节、髋关节、肘及踝关节等部位。关节炎往往具有游走性发作的特点，这是和痛风性关节炎完全不同之处。

风湿性关节炎患者的血尿酸检查正常，血沉往往加快，抗链"O"常常会升高。风湿性关节炎用秋水仙碱治疗无效，如果用阿司匹林、糖皮质激素（如泼尼松）及青霉素治疗，常常有明显效果；而痛风用秋水仙碱治疗则有明显的效果。

风湿性关节炎发作期一般比较长，可持续1个月左右，甚至更长时间。而痛风性关节炎发作一般持续1周左右，有的则只持续4～5日。仅有极少数的痛风性关节炎急性发作持续1个月以上。

痛风与假性痛风
有什么区别

假性痛风指的是焦磷酸钙结晶沉着于关节软骨所致的疾病，又可称焦磷酸钙沉积症或软骨钙化症，是由焦磷酸钙双水化物结晶诱发的滑膜炎。男女发病率相似，40岁以下发病者少见，但在老年人中，年龄愈大患病率愈高。从放射学软骨钙化看，65 ~ 74岁阳性者占15%，84岁以上阳性者可高达44%。

假性痛风一般可分为4类：①家族性。②散发性（原因不明）。③继发于其他代谢疾病，如甲状旁腺功能亢进症、痛风、肝豆状核变性等。④创伤或外科手术后。

与痛风不同，假性痛风与无机焦磷酸盐的产生和排泄无明显关联。假性痛风的急性发作多是在结晶由软骨脱落至滑囊后，而促使脱落的因素可能又有很多，如创伤、甲状旁腺手术后，并发另一急性炎性关节炎等。此病急性发作时突然起病，关节呈红、肿、热、痛的表现，关节腔内常有积液，最多发生于膝关节及其他常见的髋、踝、肩、肘、腕等大关

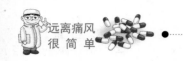

节，偶尔累及指、趾关节，但很少像痛风那样侵犯第一跖趾，常为单个关节急性发作。慢性的假性痛风可侵犯多个关节，呈对称性，进展缓慢，与骨关节炎相似。

假性痛风的临床表现与痛风相似，但较轻，四肢小关节较少受累，而痛风易发于四肢小关节。急性发作时血沉增快，白细胞计数增高，血尿酸值不高。关节滑液中可发现焦磷酸钙双水化物结晶。X线片上可见关节软骨呈点状和线状钙化斑。急性期应适当休息，服用布洛芬、萘丁美酮、双氯芬酸钠等非甾体类抗炎药。

痛风的三级预防是什么

一级预防

饮食控制。痛风患者应采用低热能膳食，以保持理想体重。同时，避免高嘌呤食物，特别是动物内脏，沙丁鱼、蛤等海味及浓肉汤；其次为淡水鱼虾类、肉类、豌豆等；豆腐及豆浆所含嘌呤中等，宜限量食用。各种谷类制品、水果、蔬菜、牛奶及奶制品、鸡蛋可正常食用。严格戒饮各种酒类，多饮水保持尿量。

→ 二级预防

避免促使尿酸盐结晶的诱因，如避免受凉受潮、过度疲劳、精神紧张，穿鞋要舒适，防止关节损伤，慎用影响尿酸排泄的药物，如利尿剂、小剂量阿司匹林等。对有典型关节炎发作表现、具有家族史的中老年男性应考虑本病，以便做到早期诊断。

→ 三级预防

巨大的痛风结石如有穿破的危险，或在关节邻近影响关节功能者，应考虑手术切除。对已穿破形成窦道者，可将尿酸盐结晶刮除，等肉芽组织形成后再植皮。如关节已有严重破坏者，必要时可做关节融合。

如何预防痛风发作

→ 限制高嘌呤食品

嗜食高嘌呤食物是痛风最主要的诱因，患者的脏器处理尿酸的能力本来就弱，大负荷地进食高嘌呤食品，势必造成五脏失调，肾脏无法处理产生的大量尿酸，结果血尿酸增多

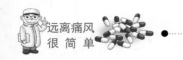

并在各关节沉淀结晶，导致痛风急性发作。故应严格遵守痛风禁食食物，多吃具有辅助疗效的食物，特别是具有消肿、排酸功效的食物。

→ **注意天气变化（特别是低温）**

天气剧烈变化，人体易感外邪，受到强烈刺激后体内系统也会产生相应变化，某些变化的结果会导致痛风发作。事实证明，在同样的饮食和生活习惯下，气候剧烈变化的日子是痛风的多发期，特别是降温、降雨、湿潮天气。最具代表的就是痛风患者对于低温非常敏感，冬季的发作率明显多于夏季，夜间多于白天。急性痛风多发作于半夜，部位是脚趾，这是因为夜晚温度比白天低，而脚趾本身血管就比较稀疏，再加上离心脏距离最远，血温也远比其他关节要低，所以痛风最容易在半夜的时候发作。

→ **限酒**

酒类可促进血液循环，但对于痛风患者来说却相当不利，嘌呤极高的啤酒自不必说，其他酒类的酒精成分也会让患者本已脆弱的肝肾脾不堪重负，进而受损。可以说酒精在人体的代谢过程中，每一环节都会对患者的健康造成威胁。据说，元世祖忽必烈晚年就因饮酒过量而饱受痛风之苦。因此，痛风患者必须戒酒，远离含有酒精的食物，对于治病的药酒也不例外。

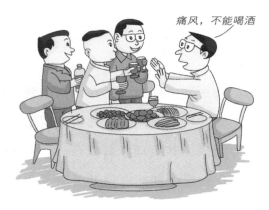

痛风，不能喝酒

→ 适量运动

　　适当的体育运动能有效增强体质，但对于很多痛风患者来说，高强度运动对于病情却是雪上加霜。剧烈运动不但会使人体大量失水，导致血液中尿酸浓度增高，同时也会产生大量阻碍尿酸排泄的乳酸。更加危险的是，不恰当的运动可使组织劳损，导致尿酸盐结晶脱落，特别是关节腔附近的尿酸结晶，极易导致急性发作。痛风患者只适合进行低强度的有氧运动，如散步、游泳（要慢），每天 30 ~ 40 分钟即可，其他诸如羽毛球、乒乓球、爬山这样的涉及重负荷的关节运动要禁止，篮球、足球这样的剧烈运动，更加不可以（延伸说明，痛风多发于大脚趾，也和此关节承受体重压力最大有直接关系）。因此，痛风患者不应做剧烈运动，也

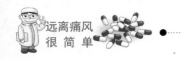
不要做关节负荷过大的运动。

预防二次伤害

高尿酸血症患者，在内科疾病治疗期间或进行外科手术（或外伤）时，人体分解代谢增加，内环境紊乱，容易诱发痛风。其机理极其复杂。一般来说，痛风通常发作在内科疾病服药期间，以及外科手术（外伤）后 3～5 天。因此要注重日常养生，健康生活，避免小病变大病，防止二次伤害。

忌食辛辣、高脂和发物食物

过度食用辛辣、高脂、发物食物对人的健康有较大的不良影响，对痛风患者尤甚。这些食物经过代谢后，对人体内环境造成较大的刺激，而其中部分衍生物可以引发原来积蓄在软组织的尿酸结晶重新溶解，这时可诱发引起转移性痛风急性发作，所以尽量远离这一类食物，不吃辛辣食物，不吃易引起"三高"的食物，不吃发物食物，烹饪少用香辛料。

忌食高盐饮食

如果食物中含盐、含铅等重金属过多，会累积到各脏器，长期沉淀容易诱发癌症等疾病，特别是会导致肾脏受损，处理尿酸能力减弱，肾小管重吸收尿酸增多，排出量减少，同时血液浓度变高，尿酸更易结晶。因此，对松花蛋一类的产品一定要避而远之，富含盐分的腌制产品也要少吃，家里尽量不用铝、铅、铜类餐具。

→ 注意药物影响

据医学观察统计，长期使用大量胰岛素、维生素、青霉素、利尿剂、小剂量阿司匹林，甚至服用抑制尿酸合成药，促尿酸排泄药（如苯溴马隆、环孢素果糖等），也可引起痛风急性发作，其原因有些为特异反应，有些为影响尿酸结晶的清除。此环节极难干预，患者平时应尽量维持尿酸低数值，避免吃过量降尿酸药诱发转移性痛风。尽量少吃具有较大的不良反应的西药，此类药物不但容易诱发痛风，也容易诱发其他疾病。

→ 科学放化疗

放疗、化疗都会影响人体系统的自身调节，部分患者会诱发痛风急性发作，同时也应该尽量远离其他刺激性过强的化学产品源，如家居装修类产品。患者应尽量少做化学检验

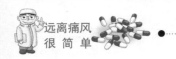
及治疗，远离污染严重的家居装饰装修产品。

→ **过规律生活**

饥饿会使血浆中乙酰乙酸和 β－羟基丁酸水平增加而导致高尿酸血症，不规律的生活会造成人体内环境代谢紊乱，这些不良因素合并其他方面，很容易诱发痛风。因此，规律生活、均衡饮食也有助于预防痛风的发生。

如何**认清**痛风
发展的"四部曲"

痛风是一种终生性疾病，它的病情发展全过程可以分为以下四期：

→ **高尿酸血症期**

又称痛风前期，患者在这一期可无痛风的临床症状，仅表现为血尿酸升高。

→ 痛风早期

此期由高尿酸血症发展而来。突出的症状是急性痛风性关节炎的发作。在急性痛风性关节炎发作消失后关节可完全恢复正常，亦不遗留功能损害，但可以反复发作。此期一般仅有皮下痛风石的形成，亦无明显的肾脏病变，如尿酸性肾病及肾结石的形成，肾功能正常。

→ 痛风中期

此期痛风性关节炎由于反复急性发作造成的损伤，使关节出现不同程度的骨破坏与功能障碍，形成慢性痛风性关节炎。可出现皮下痛风石，也可有尿酸性肾病及肾结石的形成，肾功能可正常或轻度减退。

→ 痛风晚期

出现明显的关节畸形及功能障碍，皮下痛风石数量增多、体积增大，可以破溃出白色尿酸盐结晶。尿酸性肾病及肾结石有所发展，肾功能明显减退，可出现氮质血症及尿毒症。

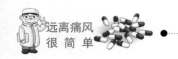
春天如何预防痛风发作

春季天气变化无常，如果鞋袜保暖作用差，极易受寒。雨天，鞋袜易受潮，由于水蒸发会带走大量热量，局部皮肤温度可进一步降低。高尿酸血症未得到控制的痛风患者此时尿酸在局部沉积加快，程度加重，从而诱发痛风发作。那么，进入春天，怎样有效预防痛风呢？

（1）养成良好的饮食习惯，防止疲劳、受寒。

（2）应根据每日活动量安排三餐。定时定量进食，避免或少吃嘌呤含量较高的食物，不要吃得过饱，以免体重超重或肥胖。

（3）养成饮水习惯。要多饮水保持每日有充足的尿量，以利于尿酸的排泄，不要等到有明显口渴感时才想到饮水。

（4）每日安排一定时间的运动和体力活动，对从事脑力劳动或长期坐办公室的人尤为重要。生活要有规律，要按时作息，消除不良的生活习惯，尤其不要熬夜。

（5）戒除不良嗜好，如吸烟、酗酒等。

（6）情绪要稳定，心态要乐观。

另外，中年人和老年人每年做健康体检时，要注意检测血液的尿酸浓度，特别是有痛风家族史、肥胖以及有高血脂、高血压、糖尿病的中老年人，更应定期检查血尿酸，以便尽早发现高尿酸血症，及时诊断和治疗。

痛风患者为什么要远离空调

痛风性关节病可使机体许多器官内物质代谢失调，体质变弱，抵抗力下降。而高血尿酸又有利于细菌或病毒的繁殖，组织对外来刺激反应能力下降，容易招致感染。夏季室内开空调，一方面使室内空气不易流通，另一方面寒冷刺激会使体内交感神经处于兴奋状态，肾上腺素分泌增加，促进分解代谢，使血尿酸升高，又使身体产热不够，耐寒能力下降。患者本身抵抗力就差，再加上室内空气不好，更易引发感冒，尤其开着空调睡觉时更易着凉而加重病情，使血尿酸升高，甚至引发各种严重的并发症。故痛风患者夏季应远离空调。

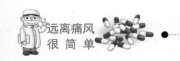

痛风患者为什么
要远离 阿司匹林

　　研究发现，阿司匹林对肾脏代谢尿酸具有双重作用。大剂量阿司匹林（大于 3 克／日）具有促进尿酸排泄的作用，而小剂量阿司匹林（1～2 克／日）会抑制肾小管排泄尿酸而使血尿酸升高。有研究提示，服用小剂量阿司匹林 1 周后，会使老年高尿酸血症及痛风患者的肾功能和尿酸清除率发生明显改变。

　　由此可见，虽然阿司匹林已被用作防治心脑血管疾病的常规药物，但对痛风或高尿酸血症患者而言，长期服用微小剂量阿司匹林可能会影响其肾功能和尿酸清除能力，临床医生在处方时应权衡利弊。

　　除阿司匹林外，免疫抑制剂（环孢素、硫唑嘌呤）、利尿剂、含利尿剂的降压药（珍菊降压片、吲达帕胺、复方降压片等）、抗结核药（吡嗪酰胺、乙胺丁醇）以及烟酸（维生素 B_1、维生素 B_2）也会导致尿酸升高。

节 日 期间怎样预防痛风发作

节日期间，痛风病往往首发或复发于酒宴之后，常在半夜一两点钟，突然发生，急剧加重，常常是跖趾关节和手拇指关节，剧烈疼痛、红肿发热，也可累及其他关节（如踝关节），并可反复发作。

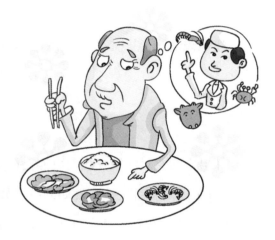

在节日期间，要预防痛风的发生，首先，要劳逸结合，适当参加体育活动，不要过多静卧、静坐；其次，饮食要均衡，不可暴饮和贪食，特别是对富含嘌呤的海鲜、动物内脏、啤酒、肉汤等，要控制进食量；再次，要进补合理，对那些含核酸的保健品也不可多食，因为核酸的最后分解产物是尿酸；最后，多饮水，每日 2000 ~ 3000 毫升，可增加尿酸的排泄。

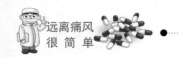
如何在出差、旅游
途中预防痛风

痛风患者出差、旅游应注意避免急性关节炎发作，把好三关。

→ 早准备

外出之前要对痛风发病的可能性做充分的评估。

（1）近期有否发病？发病的频度如何？（分为没发、偶发和频发，因为外出发生急性关节炎的概率是递增的）

（2）工作轻重、环境好坏、活动及精神所承受的压力等对痛风发病的影响。

（3）检查血尿酸，血尿酸水平愈高，痛风发作的可能性愈大。

（4）带齐药品，包括降尿酸药和抑制炎症的药物。

→ 早预防

如果血尿酸浓度增高，要尽快将其降至正常或近于正常值；即使血尿酸正常，也要坚持常规量服用降尿酸药。另外，严把饮食关，严禁酗酒、食用富含嘌呤的食物、暴饮暴食，注意劳逸适度。

→ 早治疗

痛风在发作数小时之前多有先兆，如关节隐痛、发胀、活动欠灵活等。一旦发病，应即刻服用秋水仙碱，首次 1~2 毫克，其后间隔 8~12 小时服 1 毫克，共 2~3 次；或用常规剂量的非甾体消炎镇痛药 2 ~ 3 天，也能达到较好的防治效果。

痛风患者如何预防糖尿病

痛风与 2 型糖尿存在着"共同土壤"——胰岛素抵抗。因此，临床中治疗痛风合并 2 型糖尿病，在常规降糖、合理使用尿酸排泄剂和合成抑制剂的同时，纠正并存的胰岛素抵抗也是治疗的关键。痛风合并糖尿病的治疗，也应采取综合治疗方案：饮食治疗、运动锻炼、服用降糖药物与控制尿酸相结合。

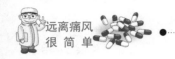

→ 合理饮食

已合并有痛风的糖尿病患者应当禁酒、限肉，以进食高蛋白食物如牛奶、鸡蛋、豆制品（肾功能未受损者）为主，并多吃含糖低的水果、蔬菜等食物，同时应足量饮水。

→ 减轻体重

痛风、糖尿病多见于肥胖者，常合并有血脂异常、高血压等，有人称其为代谢综合征。通过运动和限食，使自己保持理想的体重，是控制病情发展的重要一环。

→ 避免劳累

剧烈运动或过度消耗体力会使体内产生过多乳酸，使血尿酸升高，引起痛风性关节炎发作。因此，在生活起居上要注意调养身体，避免过度劳累。

痛风患者如何预防血脂异常

血脂异常就是血液中的总胆固醇、低密度脂蛋白、甘油三酯等脂类异常增加的状态。

在痛风患者中，血脂异常的人明显增多，这表明痛风容易受到高脂饮食的影响，特别是与肥胖有着密切的关系。另外，痛风患者的有益胆固醇，即高密度脂蛋白胆固醇明显低下。由此可以看出，痛风因其脂类代谢异常而与动脉粥样硬化密切相关。

痛风患者中发生心绞痛、心肌梗死等局部缺血性心脏病的概率很高，也是因为其背后隐藏着血脂异常及动脉硬化的缘故。由此可知，痛风患者如患上血脂异常，就更容易引发缺血性心脏病。所以，痛风患者必须倾注高于其他人几倍的力量预防血脂异常。

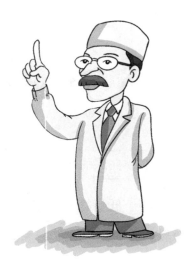

怎样预防血脂异常，尤其是高甘油三酯血症呢？总的来讲，高甘油三酯血症的原因就是热量摄取过量和运动不足。过多摄取糖类、脂肪、酒精，会增加血中甘油三酯的含量，从而导致肥胖。再加上运动不足，使过剩的脂肪得不到消耗，让身体更加肥胖。要预防血脂异常，就要消除饮食过量、运动不足，以及高血压、糖尿病、吸烟、应激反应

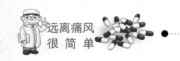
等危险因素，并着手于生活习惯的改善，这也关系到痛风的预后。

痛风患者如何预防
痛风性肾病

有人认为，痛风患者无法预防痛风性肾病，这是不正确的。通过正确的方法，痛风性肾病是可以预防的。

→ **控制血尿酸生成**

给予低嘌呤、低糖、低脂、优质蛋白质饮食，这样可以减轻体重，避免血脂异常，减少心脑血管疾病。同时禁烟、禁酒，多食蔬菜水果及富含维生素的食物。服用抑制尿酸合成药物，主要为别嘌醇，其作用机制为抑制黄嘌呤氧化酶，阻止次黄嘌呤转变为黄嘌呤，再转变为尿酸，从而减少尿酸生成。

→ **促进尿酸的排泄**

在无禁忌证的情况下，大量饮水，每日液体摄入 2500 毫升以上，保证尿量 2000 毫升以上。这样有利于尿酸排泄，减少尿路结石。临睡前饮水可使夜尿增加有助于小结石排出和控制尿路感染。

碱化尿液 pH 值维持在 6.2 ～ 6.8 为宜。主要药物有碳酸氢钠。同时使用促进尿酸排泄的药物，其主要作用机制是阻止肾小管对尿酸的重吸收，增加尿酸的排泄，达到降低血尿酸的目的。常用药物有以下几种：丙磺舒，开始剂量为 0.25 克，每日 2 次，可以逐渐加量至每日 2 ～ 3 克，对磺胺过敏者禁用；磺吡酮为保泰松衍生物，排尿酸作用优于保泰松，与丙磺舒有协同作用，开始剂量为 100 毫克，以后每周增加 100 毫克，每日不超过 800 毫克，不良反应主要有皮疹和胃肠道反应；苯溴马隆作用时间长，一次给药可维持 48 小时。起始剂量为 25 毫克，以后可增至 100 ～ 150 毫克，维持量 50 毫克，隔日 1 次，早餐时 1 次口服。

痛风患者的 用 药 原 则 是什么

市面上治疗痛风的药物品种很多，但迄今为止，还没有一种药物可以治愈痛风。痛风患者在采用药物治疗时，要知道痛风处于不同阶段，用药是不一样的。总体而言，无论是西医还是中医，痛风治疗都需要遵循"急先治其标，缓再治

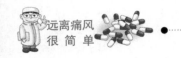
其本"等原则，具体如下。

→ 急先治其标

在急性关节炎期，也就是痛风急性发作期，此时应使用消炎镇痛类药物，而不能急于降尿酸治疗。建议患者一定要早用消炎镇痛类药，以免贻误最佳的治疗时机，而且不宜过早停药，以免病情复发。最快在 24 小时内可以控制痛风发作，最迟也不超过 2 周。

当急性痛风性关节炎得到缓解，消炎镇痛类药要适当减量，使用小剂量维持。当急性痛风性关节炎完全控制后，应立即停用消炎镇痛类药。

到目前能快速有效缓解痛风急性期症状的药物主要是西药，包括秋水仙碱、非甾体类抗炎药、糖皮质激素等。由于这类药物有消化道、肝肾功能影响及皮质功能亢进等诸多不良反应，一些患者会抗拒使用秋水仙碱、非甾体类抗炎药和糖皮质激素等药物。其实，痛风患者大可不必忧虑。因为这些药物所带来的不良反应，与发作时的剧烈疼痛相比仍是轻微的，而且目前只有这 3 类药物具有快速有效缓解痛风急性期症状的作用。使用时掌握"早用、足量、快撤"原则，可避免药物的不良反应。

→ 缓再治其本

处于痛风的慢性期，虽然疼痛缓解了，但并不代表可以高枕无忧了。痛风之本在于高尿酸血症，如果血尿酸长期处于较高水平，会在肾脏中形成尿酸盐结晶，又称痛风结石，会引发泌尿系统疾病，若进一步发展还会累及肾脏，导致慢性痛风性肾病。高尿酸的血液状态，还会对全身血管产生影响，使血管脆性增加，从而增加患冠心病的概率。因此，降低血尿酸水平是治疗痛风的"王道"。患者应在医生的指导下坚持用药，包括抑制尿酸生成或促使尿酸排泄的药物，如别嘌醇、非布司他、苯溴马隆。一定要将体内的血尿酸水平维持在327微摩尔／升以下，以预防痛风的急性发作、防止痛风石的形成和保护肾功能。

不过，对只患有高尿酸血症，而从没有出现过关节疼痛等症状的患者，是否使用降尿酸药物要因人而异。

一般来说，如果血尿酸低于535微摩尔／升，则暂不需要使用降尿酸的药物，主要通过生活方式来控制血尿酸水平。如果患者伴有高血压、糖尿病、高脂血症和心血管疾病时，即使血尿酸低于535微摩尔／升，也应在治疗原发病的同时，适当地降低血尿酸。当血尿酸高于535微摩尔／升，即使没有

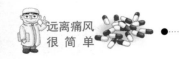

急性痛风病史，也应进行降尿酸治疗，建议首选促尿酸排泄的药物，如苯溴马隆或丙磺舒等。

→ 碱化尿液

在降尿酸治疗中，应配合碱化尿液的治疗。据研究，当尿液 pH 值在 6.75 时，尿酸 90% 呈游离状态，易于排出；而当尿液 pH 值在 4.75 时，尿酸 90% 呈结合状态的尿酸盐，易沉积肾脏而造成损害。因此，碱化尿液可增加尿酸盐在尿液中的溶解度，有利于促进尿酸排泄，是预防痛风发病的一种简单有效的方法，而且也可防止尿酸盐沉积损害肾脏。

消炎镇痛的
治疗方案有哪些

痛风急性发作也就是急性痛风性关节炎，该关节炎和老百姓常说的炎症不是一回事，痛风是一种无菌性炎症。治疗急性痛风性关节炎以解除关节疼痛为目的，适合的药物主要有 3 种：非甾体消炎镇痛药、小剂量糖皮质激素和秋水仙碱。

常用消炎镇痛药使用方案如下表：

常用消炎镇痛药使用方案

治疗方案	具体方案	用药指导	药物评价
常用方案	方案一	吲哚美辛，25 毫克 / 次，饭时或饭后口服，3 次 / 日。或吲哚美辛栓剂，50~100 毫克 / 次，纳肛，每晚 1 次，一般连用 10 日。	价格便宜，止痛效果好，是基层医疗单位常用药品，最常见不良反应为胃肠道反应，患者患有消化道溃疡病、肝肾功能不全、支气管哮喘则禁用该药。糖尿病患者和服用硝苯地平患者慎用该药。另外，吲哚美辛栓剂可避免胃肠道反应。
	方案二	双氯芬酸，25 ~ 50 毫克 / 次，口服，2 ~ 3 次 / 日。或双氯芬酸栓剂，50~100 毫克 / 次，纳肛，每晚 1 次。或双氯芬酸，75 毫克 1 次，肌内注射，1 次 / 日，严重者 2 次 / 日。	双氯芬酸消炎止痛效果比吲哚美辛强 2 ~ 2.5 倍，比阿司匹林强 26 ~ 50 倍，偶见胃肠道反应。心功能不全及肾功能不全的患者、老年患者、服用利尿药的患者慎用该药。
新型方案	方案一	塞来昔布，首剂 400 毫克，必要时，可再服 200 毫克。随后根据需要，200 毫克 / 次，餐后口服，1 ~ 2 次 / 日。	这类药物对环氧合酶几乎无影响，从而使患者胃肠道不良反应明显减少。临床资料显示，该类药治疗急性痛风性关节炎疗效优于吲哚美辛，且安全性与耐受性好，轻度肾功能不良者不需调整剂量，大量资料也证实此类药物具有良好的心血管安全性。专业权威学术机构推荐该类药为治疗中重度关节炎疼痛和炎症的首选药。不过，这类药物价格稍贵。
	方案二	依托考昔，推荐剂量为 120 毫克 / 次，口服，1 次 / 日。该剂量只适用于症状急性发作期，最长使用时间不超过 8 天。另外，轻度肝功能不全患者，60 毫克 / 次，口服，1 次 / 日。中度肝功能不全患者，60 毫克 / 次，口服，隔日 1 次。	

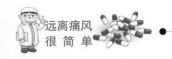
促尿酸排泄药物的
使用**方案**有哪些

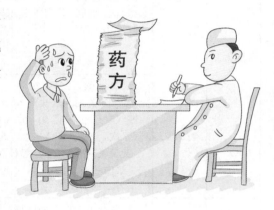

降尿酸药物主要可分为抑制尿酸生成的药物和促尿酸排泄药物两大类，其中，促尿酸排泄药物主要是通过抑制近端肾小管对尿酸的重吸收，以利尿酸排泄。但用药期间宜服用碱性药物，如碳酸氢钠 1～2 克/次，3 次/日，使尿 pH 值保持在 6.5 左右，并配合大量饮水，增加尿量，以增强降尿酸的效果。采用该治疗方案需要注意的是，禁止与噻嗪类利尿药、阿司匹林和酒同服，否则可能会加重高尿酸血症，还会合并出现水肿、高血压等症状。另外，有下列 3 种肾功能指标异常者，禁止使用促尿酸排泄的药物：①患者出现氮质血症；②肌酐清除率低于 30 毫升/分钟；③肾小球滤过率低于 20 毫升/分钟。

具体可选用下列治疗方案。

促尿酸排泄药物使用方案

方案	用药指导	方案评价
方案一	丙磺舒，成年人初始 0.25 克/次，口服，2 次/日，2 周内增至每次 0.5 克，2 次/日。儿童 25 毫克/千克体重，口服，1 次/3～9 小时。	该药价格低廉，适用于肾功能正常，且无尿路结石和无磺胺过敏者，目前临床已少用。
方案二	苯溴马隆，初始 25 毫克/次，早晨后口服，1 次/日；若 1～3 周后，血尿酸不降，可渐增至 50～100 毫克/日。后视病情确定维持量，连用 3～6 个月。	该药是新型促尿酸排泄药，价格适中，不良反应少，轻中度肾功能异常者（肌酐清除率＞25 毫升/分钟）也可选用，用药人群较丙磺舒广。
方案三	磺吡酮，口服，成年人每日 2 次，每次 100～200mg，逐渐增加剂量至每次 200～400mg，持续 1 周。维持量每日 2 次，每次 100～400mg。	本药是保泰松的衍生物，抑制肾近曲小管重吸收尿酸，排尿酸作用是丙磺舒的 3～6 倍，半衰期 1～5 小时。除促尿酸排泄外，尚抑制血小板凝集，适用于有动脉硬化、冠心病的老年痛风患者。此药对胃黏膜有刺激作用，溃疡病患者慎用。

抑制尿酸生成药物
的使用方案有哪些

抑制尿酸生成类药物通过抑制黄嘌呤氧化酶，阻止次黄嘌呤和黄嘌呤代谢生成为尿酸，从而减少尿酸，抑制痛风石和肾结石形成，并可缓慢促使痛风石溶解。常用的用药方案见下表。

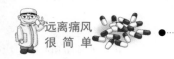

抑制尿酸生成药物使用方案

方案	用药指导	注意事项	方案评价
方案一	别嘌醇，成年人初始100毫克/次，口服，1次/日；每2～5周增加1次剂量，渐增至100毫克/次，3次/日，直至血清尿酸达到目标治疗水平，即357微摩尔/升以下后逐渐减量，用最小有效量维持较长时间。 儿童治疗继发性高尿酸血症常用量：6岁以内，每次50毫克，1～3次/日。6～10岁，每次100毫克，1～3次/日。剂量可酌情调整。	别嘌醇对肝脏有一定的损害，故患肝病的痛风患者一般不宜使用此药。另外，别嘌醇对少数患者可引起骨髓毒性损害而产生白细胞减少，所以有白细胞减少的痛风患者也不宜使用此药。别嘌醇只能降低血尿酸，对痛风性关节炎处于急性发作状态时无效；当血尿酸降到正常后，仍应继续服用维持量的别嘌醇，即每日半片或1片，以保证血尿酸长期稳定而不再上升。如果在服维持量的过程中血尿酸又上升，则应随时增加剂量。血尿酸一降到正常就立即停药，则必然会再度升高，这对彻底控制病情是十分不利的。	别嘌醇安全性较好，是慢性痛风患者最常用的药物。近40多年来痛风治疗几乎完全依赖别嘌醇。不过据临床观察，有近40%的高尿酸血症患者接受别嘌醇治疗，血清尿酸浓度不能达到推荐控制目标值，即357微摩尔/升（6毫克/分升）以下。 别嘌醇缓释胶囊是采用膜控型缓释微丸技术，不良反应降低，疗效稳定，维持有效血药浓度时间为20～22小时。
方案二	别嘌醇缓释胶囊（奥迈必利），1粒/次，口服，1次/日。		

方案	用药指导	注意事项	方案评价
方案三	非布司他，初始40毫克/次，口服，1次/日；2周后，若血尿酸>357微摩尔/升则改为80毫克/次，1次/日。	因非布司他可能造成肝损伤，故首次使用非布司他之前，患者应进行一次肝功能检查，将此结果作为基线水平。 不推荐本品用于无症状高尿酸血症。 重度肾功能不全、终末期肾病需要透析的患者慎用。 合并心脑血管疾病的老年患者应谨慎使用本品。 孕妇及哺乳期妇女慎用。 儿童慎用。	该药物安全有效。据临床观察，接受非布司他治疗的患者的血尿酸在1周后即降至357微摩尔/升，服用3~5年仍有良好的疗效和安全性，该药物对痛风石的溶解率较高。目前，非布司他是别嘌醇过敏或药物不耐受的有效替代品，尤其适用于有肾功能不全的痛风患者。因药物价格高，不推荐本品用于治疗无症状性高尿酸血症和作为痛风治疗的一线药物。

秋水仙碱治疗痛风急性
发作的原理是什么

秋水仙碱是从秋水仙球茎里提取出的一种生物碱。这种植物属于百合科类，秋天开花，故名秋水仙。秋水仙碱可以抑制关节发炎部位的白细胞聚集，使白细胞吞噬尿酸的作用

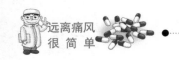
减弱，这样局部白细胞破坏引起的炎症反应就减轻，而达到迅速消炎的目的。此外，秋水仙碱尚有抑制细胞有丝分裂的作用，也可使炎症反应受到阻碍。到

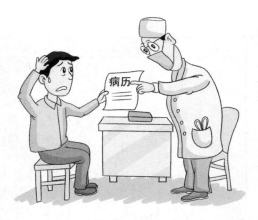

目前为止，秋水仙碱仍然是治疗痛风性关节炎发作最有效的药物，服药后迅速见效。对其他性质的关节炎，秋水仙碱没有什么效果，因此，它的明显效果又可作为诊断痛风的证据之一。

　　只要没有禁忌证，任何痛风患者在急性发作时（主要是急性痛风性关节炎发作时）均可使用秋水仙碱。临床症状越严重（如关节红、肿、热、痛及活动障碍十分明显，伴全身发热），越应及时使用秋水仙碱治疗，以求迅速控制炎症发作，减轻关节的损害。

　　对那些刚出现关节炎急性发作症状的患者，也最好立即用药，将发作事先压下去，不要等到关节红、肿、热、痛已发展到高峰才开始用药。当然，对一些轻微的关节疼痛、无急性发作迹象者，就不必用秋水仙碱治疗。因为秋水仙碱的不良反应较大，不需要用时尽量不用。

秋水仙碱的常用量及不良反应处理

规格	使用方法	常用量	不良反应	处理方法
片剂，每片0.5毫克及1毫克	口服，为最常用的方法。	当痛风急性发作时，可每2小时口服1毫克，但每日最大量不应超过6毫克，一般可在当天见效。以后应减少至每日0.5～1毫克，直至关节肿痛完全消退即可停药或再维持几天，以免发生反跳现象。	秋水仙碱可引起严重恶心、呕吐、腹泻等胃肠道不良反应。合并溃疡病的患者忌口服。此外，应注意白细胞降低、脱发、肝肾功能损害等不良反应。静脉注射时，应注意缓慢注射（注射时间2～5分钟），切勿使药物外漏。预防性口服秋水仙碱同时给予静脉注射可引起严重的骨髓抑制，甚至死亡。	（1）用药剂量以能控制病情为宜，不要过大，用药时间不要太长，关节炎的发作一旦控制后，就立即停药。（2）用药前及用药期间应定期检查肝功能。（3）用药期间应检查血常规。为避免胃肠道反应，可在饭后立即服药，或服药前吃少量食物。有严重胃肠道反应而又必须用药的可考虑静脉注射给药，或减少秋水仙碱用量，加用其他解热镇痛消炎药。
针剂，每支2ml	静脉注射，在口服给药引起严重的胃肠道反应，不能坚持服药时才使用静脉注射法。此外，在病情比较重，希望能尽快地控制病情时，也可考虑使用静脉注射，因为静脉注射发生效力快速而可靠。	静脉注射用法：每次用秋水仙碱2毫升加入0.9%氯化钠注射液20毫升中缓慢静脉注射，5分钟左右注射完毕，每日用量不得超过4毫升，一般在注射当日立即生效，以后改为每日1～2毫升静脉注射维持疗效。急性发作控制后应立即停止静脉注射，改为其他药物口服治疗。		

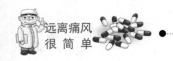
痛风性肾病如何治疗

痛风性肾病是由于体内嘌呤代谢紊乱，血尿酸过高，尿酸盐在肾脏沉积，形成结晶而引起的肾脏损害。患痛风性肾病时，除积极控制血尿酸外，多饮水、碱化尿液、饮食控制也很重要。

→ 改善生活方式

（1）调节饮食：避免摄入高嘌呤食物如动物内脏、海鲜等。

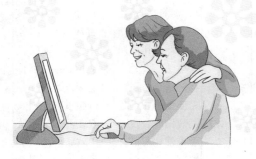

（2）戒酒：因酒精代谢成乳酸后对肾小管排泄尿酸有竞争性抑制作用。

（3）多饮水：排尿正常的痛风患者可以每日饮水 2000～3000 毫升，维持每日尿量 2000 毫升以上，有利于尿酸排出，防止尿酸盐结晶形成及沉积在肾脏。

→ 碱化尿液

尿液 pH 值升高可以增加尿酸的溶解度，有利于防止尿酸在肾脏沉积并能使已形成的尿酸结石溶解，以尿液 pH 值 6.2 ~ 6.8 较为适宜。过分碱化尿液也是形成磷酸盐及碳酸盐结石的高危因素。常用药物有碳酸氢钠、枸橼酸合剂、枸橼酸钾片等，应在医生指导下选用。

→ 促进尿酸排泄

合理使用促进尿酸排泄的药物，此类药物可抑制肾脏对尿酸的主动再吸收，包括苯溴马隆、丙磺舒、磺吡酮等。丙磺舒、磺吡酮只能用于肾功能正常的高尿酸血症患者。使用苯溴马隆需要碱化尿液，要多饮水，尤其是对肾脏功能不全者。通常情况下，使用苯溴马隆 6 ~ 9 天，血尿酸值可达到 6 毫克 / 分升左右，坚持服用可维持体内血尿酸在正常水平。苯溴马隆不干扰体内核酸代谢和蛋白质合成，长期服用对血细胞没有影响，适用于高尿酸血症的长期治疗。

尿酸性肾病的患者不适合应用促进尿酸排泄的药物，必需使用时应联合碱化尿液的药物。避免使用水杨酸、噻嗪类利尿剂、呋塞米、依他尼酸等抑制尿酸排泄的药物。每个痛风患者病情不同，应在医生指导下用药。

→ 抑制尿酸合成

代表性药物为别嘌醇，其通过抑制黄嘌呤氧化酶，阻止次黄嘌呤转化成黄嘌呤，从而减少尿酸的生成。使用时应从小剂量开始，逐渐加量，并根据肾功能酌情调整药物剂量，同样需要多饮水、碱化尿液。服药过程中应警惕别嘌醇的不良反应，常见有肝功能损害、胃肠道不适、发热、皮疹和眩晕等。必须定期进行肝功能检查。

痛风并发高脂血症
时如何治疗

痛风患者如果有甘油三酯升高（即高脂血症）、低密度脂蛋白胆固醇升高和高密度脂蛋白胆固醇下降，经饮食控制、减轻体重、减少饮酒、增加运动等方式后，仍旧不能使甘油三酯降至 1.7 毫摩尔 / 升以下时，可首选贝丁酸类调血脂药，如非诺贝特（立平脂）、苯扎贝特（必降脂）、吉非贝齐等。也可使用烟酸衍生物类（如阿昔莫司等）、深海鱼油制剂或小剂量的胆酸螯合剂。

痛风患者一般无高胆固醇血症，即使伴有轻度高胆固醇血症，也不需要另外用药，因为贝丁酸类药物也可降低血清胆固醇。如果血清胆固醇特别高，可选用辛伐他汀（舒降之）、普伐他汀（普拉固）、阿托伐他汀（立普妥）。需要注意的是，一般不主张他汀类与贝丁酸类及烟酸衍生物类合用，因为可能会出现严重的毒性反应，如骨骼肌溶解症等。

治疗老年急性痛风性关节炎有哪些注意事项

→ 使用秋水仙碱要慎重

目前，西方国家及日本已因秋水仙碱的不良反应较大而不再推荐广泛应用。对于老年患者及有心、脑血管病变的患者更不宜用秋水仙碱治疗。即使肾功能正常也应减量，用药时间不宜长，24 小时用量应小于 3 毫克。患者若需要用秋水仙碱治疗，尽量以口服为主，且剂量宜小。一般不采用静脉给药，以免引起肾功能损害。秋水仙碱的有效性仅限于关节炎急性发作的 24 ~ 48 小时，且老年人耐受性差，大多服用

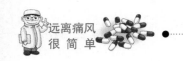
后有恶心、腹痛、腹泻，尤其是静脉注射后，可引起骨髓抑制、弥散性血管内凝血、肾衰竭、肝细胞破坏等严重不良反应。进入亚急性期者，应把秋水仙碱换成苯溴马隆类药物，并随病情缓解逐渐减量，可以小剂量长期使用。

➡ 选用不良反应小的非甾体类抗炎药

一般对老年患者选用不良反应小且短效的非甾体类抗炎药，如萘普生、酮洛芬、氟比洛芬、非诺洛芬（苯氧布洛芬）等。布洛芬、双氯芬酸、舒林酸对胃肠道的不良反应较小，对老年患者亦较合适。保泰松因其严重肝毒性、骨髓抑制乃至致死的危险性已不用于临床。吡罗昔康（炎痛喜康）的胃肠不良反应大，易致胃黏膜糜烂、出血、穿孔，故也少用。老年患者可以使用吲哚美辛，但一般给予小剂量，每次25毫克，每日3次，口服。

➡ 部分患者短期可用糖皮质激素

对于有肾功能不全或非甾体类抗炎药疗效欠佳的老年患者，可短期应用糖皮质激素肌内注射或关节腔内注射。

高尿酸血症患者
如何合理用药

如果高尿酸患者没有任何症状，血尿酸水平在 540 微摩尔 / 升以下，没有其他慢性疾病，此时可以不使用药物治疗，可先通过饮食控制和加强运动来监测尿酸的变化。如果血尿酸大于 540 微摩尔 / 升或每年 3 次以上发作急性痛风或已存在痛风石、慢性沙砾样痛风者，则须用降尿酸药物。

降尿酸药物用量过大时，不仅不良反应大，且血尿酸降低太快可诱使急性痛风发作，故宜小量渐增。用药原则是使尿酸缓慢持续逐渐降至 310 ~ 375 微摩尔 / 升，最好在细胞外液尿酸饱和度（约 400 微摩尔 / 升）以下。

用药期间应多喝水，保证每日 2000 毫升以上的尿量，同时服用碳酸氢钠每日 3 ~ 6 克,高血压患者换用枸橼酸钠(钾)，使尿液碱化到 pH6.0 ~ 6.5，以防止尿酸盐在肾小管和尿路沉积。磺吡酮是保泰松的衍生物，抑制肾近曲小管重吸收尿酸，排尿酸作用是丙磺舒的 3 ~ 6 倍，半衰期 1 ~ 5 小时，每天

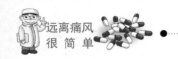

至少用药 3 次，常用维持量每日 300 ～ 400 毫克。除促尿酸排泄外，尚抑制血小板凝集，适用于有动脉硬化、冠心病的老年痛风患者。此药对胃黏膜有刺激作用，溃疡病患者慎用。

什么情况下需要手术治疗

在急性痛风性关节炎过后，病情稳定，但关节仍有间断发作疼痛，关节功能受限，甚至出现畸形等，此时最好去正规医院进行系统检查或诊断。

对确诊有痛风石形成并沉积于关节周围而影响功能或美观者，可行外科手术治疗，切除痛风石以保护手足关节功能。手术前要注意适当用药治疗，以防痛风发作。

当有下列情况时，可考虑采取手术治疗。

（1）痛风石直径大于 3 厘米。

（2）关节周围或肌腱中的痛风石影响关节活动功能，或致关节变形，手术可以帮助关节功能恢复，还可防止痛风石的进一步增大而对骨关节的破坏作用。

（3）较大的结石压迫神经，影响关节及肢体功能并出现明显症状，如手腕部屈肌肌腱中痛风石压迫神经可能出现腕管综合征。

（4）痛风结石破溃导致皮肤软组织形成慢性窦道，尤其是合并感染，久治不愈者。

（5）巨大的痛风石，或是痛风石虽小但数目较多者，适当手术切除后，可减少体内尿酸的总量，对降低尿酸，减少痛风发作及减轻肾脏负担有利。

治疗痛风石的手术过程主要有以下步骤：

（1）在硬膜外或局部麻醉下，行痛风石取出术。

（2）尽可能将关节囊内的痛风石取尽，并将关节滑膜内层结石刮除干净。

（3）取完结石后，要注意冲洗干净，同时要保护好关节软骨和滑膜。

（4）如有骨关节畸形者，可做截骨矫正固定；有皮肤破溃者，要修剪破溃的皮肤，做移行缝合。

（5）缝合后，用灭菌纱布包扎，外用石膏托固定60天。待摄X线片有骨痂生长方可去掉石膏托；如骨痂生长不好者，可继续用石膏托固定，至骨痂长好方可去掉石膏，再行功能锻炼。

第三章

生活调养
治痛风

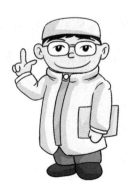

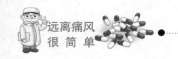

为什么说治疗痛风
的关键在饮食

我们在前面已经提到，发生痛风的原因很多，有遗传、环境、饮食、性别、职业、种族等，在这些因素中，饮食是一个重要的易控因素。饮食中摄入的外源性嘌呤虽然只占人体嘌呤的 20%，但是对于痛风患者来说，这是病情急性发作的重要和常见的诱因。

饮食干预是治疗高尿酸血症的基础，可控制外源性嘌呤的摄入、减少尿酸的来源、降低血清尿酸水平并促进尿酸的排泄。

同时，合理的饮食调控可降低心脑血管疾病的发生率，是提高人们生活质量和健康水平的重要途径之一。

饮食治疗的
基本原则是什么

痛风的饮食治疗的基本原则如下：

（1）保持理想体重，超重或肥胖者应减轻体重。减轻体重应循序渐进，否则容易导致酮症或痛风急性发作。

（2）碳水化合物可促进尿酸排出体外，患者可食用富含碳水化合物的米饭、馒头、面食等。米面、蔬菜和水果应占总能量的55%～60%。如此，可以减少脂肪分解产生酮体，有利于尿酸盐排泄。

（3）适量摄取蛋白质，蛋白质应占总能量的11%～15%。蛋白质的摄取可根据体重按照比例计算，每千克体重应摄取0.9～1克的蛋白质，并以牛奶、鸡蛋为主。如果是瘦肉、鸡鸭肉等，应该煮沸后去汤食用，避免吃炖肉或卤肉。

（4）少吃脂肪含量高的食物，通常每日40～50克为宜。由于脂肪酸氧化产生的热能约为碳水化合物或蛋白质的2倍，为降低患者体重，应该限制。

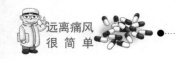
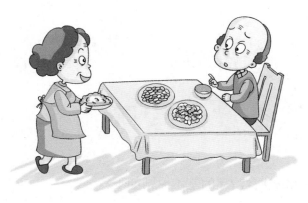

（5）大量喝水，每日应该喝水 2000 ~ 3000 毫升，以促尿酸排出。

（6）少吃盐，每天应该限制在 3 ~ 5 克。

（7）禁酒，酒精容易使体内乳酸堆积，对尿酸排出有抑制作用，易诱发痛风。

（8）少用强烈刺激的调味品或香辛料。

（9）限制嘌呤摄入，嘌呤是细胞核中的一种成分，只要含有细胞的食物就含有嘌呤，动物性食品中嘌呤含量较多。患者应禁食动物内脏、骨髓、海鲜、发酵食物、豆类等。

（10）不宜使用抑制尿酸排出的药物。

痛风患者的 营养素 怎样搭配

→ 碳水化合物

碳水化合物又称糖类，为人体能量的主要来源，痛风患者每日摄入的膳食总能量应较正常人减少10%～15%。注意膳食摄入量应逐步减少，以免体内脂肪过度燃烧引起痛风急性发作。痛风人群的食物种类应以粗米、粗面为主，配以各种新鲜蔬菜、水果等，能提高尿酸盐溶解度，有利于尿酸的排出。

→ 蛋白质

由于蛋白质摄入能加速痛风患者的尿酸合成，故痛风患者需限制蛋白质摄入量。急性期蛋白质供给量每日0.8克/千克体重，缓解期每日也不应超过1克/千克体重。牛奶没有细胞核，不含核蛋白，可作为动物蛋白质的来源。

对痛风合并肾功能受损患者，血尿素氮超过250毫摩尔/升时，蛋白质供给量为0.5克/千克体重，优质蛋白占总蛋白量的50%～70%。蛋白质主要以牛奶、蛋类、植物蛋白为主。

99

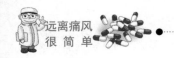
按标准体重每日每千克体重摄入蛋白质 0.5 ～ 1 克为宜，病情严重时应限制在 0.8 克 / 千克体重以下或总量不超过 50 克。

脂肪

脂肪在体内具有阻碍肾脏排泄尿酸的作用，应长期限制摄入量。痛风患者每日可摄入脂肪含量 30 ～ 40 克，以不饱和脂肪酸为主。为减少饱和脂肪酸摄入，烹调应选用植物油。摄入脂肪过多，可减少尿酸的排泄，一般要求在痛风发作期时脂肪摄入量每日应限制在 50 克以内。对油炸、油煎之类的食品应慎用。

维生素

充足的 B 族维生素能促进组织内淤积的尿酸盐溶解。故多食用蔬菜、水果既可能促进尿酸排出，又能供给维生素和无机盐。粗米、粗面中的 B 族维生素含量丰富，也可适当食用。

食盐要限量

食盐中的钠有促使尿酸沉淀的作用，尤其是伴有高血压、冠心病及肾病时，每人每日食盐摄入总量应限制在 5 克以内

（这个量对人多家庭较好掌握，人少家庭如果较难控制可用食醋等调味品代替）。

哪些食物无嘌呤，
哪些食物高嘌呤

对痛风患者而言，应了解各种食物中嘌呤的含量，选择食用。

按照食物中嘌呤的含量，可将其分为以下几类。

→ **无嘌呤食物**

嘌呤含量很少（每 100 克食物中嘌呤含量小于 20 毫克）或不含嘌呤的食物。

①谷类：大米、精白米、小米、玉米、白面、富强粉、面包、馒头、通心粉、面条、细挂面、苏打饼干等。

②蔬菜类：卷心菜、胡萝卜、白萝卜、芹菜、大白菜、莴苣、刀豆、茄子、黄瓜、南瓜、番茄、西葫芦、甘蓝、芹菜、山芋、土豆、山药、洋葱、青葱、海带、紫菜、泡菜等。

③蛋、乳类：鸡蛋、鸭蛋等；各种鲜奶、炼乳、奶酪、

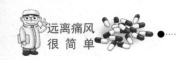
酸奶、奶粉及麦乳精、蜂蜜、藕粉等。

④饮料：汽水、茶、巧克力、咖啡等。要注意的是，一些饮料，如可乐、雪碧中虽然嘌呤含量少，但果糖含量高，影响代谢，应少饮用。

⑤其他：如苹果、杏、梨、橙、葡萄、核桃、栗子、花生酱、洋菜冻、果酱等。

→ 低嘌呤食物

每100克食物中嘌呤含量小于75毫克。

①蔬菜类：芦笋、菜花、四季豆、豌豆、青豆、荷兰豆、菜豆、大豆、花生、龙须菜、菠菜、蘑菇、大蒜等。

②鱼、贝类：青鱼、草鱼、鲱鱼、金枪鱼、鲫鱼、龙虾、螃蟹、牡蛎等。

③禽畜类：鸡肉、火腿肉、羊肉。

④其他：麦片、麦麸面包、植物油及坚果类等。

→ 中嘌呤食物

每100克食物中嘌呤含量75～150毫克。

①鱼类：鲤鱼、鳕鱼、大比目鱼、鲈鱼、梭鱼、河鳗、鲭鱼、鳝鱼等。

②禽畜类：猪肉、牛肉、牛舌、熏火腿、鸭肉、鸽子肉、鹌鹑肉、野鸡肉、兔肉、鹿肉、火鸡肉等。

③其他：贝壳类及扁豆等。

→ 高嘌呤食物

每 100 克食物中嘌呤含量大于 150 毫克。例如，猪大肠、猪肚的嘌呤含量为 190 毫克（每 100 克含量，下同），动物脑为 195 毫克，肉汁为 160 ~ 400 毫克，牛肾脏为 200 毫克，牛肝脏为 233 毫克，沙丁鱼为 295 毫克，凤尾鱼为 363 毫克，胰脏为 825 毫克。

痛风急性发作期间怎样饮食

首先计算患者全天所需食物量，以身高 1.7 米、体重 68 千克的患者为例，因患者活动受限，卧床休息可按每日每千克体重所需能量 20 千卡计算，全天所需能量为 1280 千卡。按碳水化合物、蛋白质、脂肪占总能量的60％、15％、25％计算，则全天需要碳水化合物 192 克，蛋白质 48 克，脂肪 35 克。折合食物量为谷物类 200 克，牛奶类 250 克，鱼肉蛋类 275 克，蔬菜 500 克，食用油 10 克（以植物油为主）。

（1）三餐食物量分配：早餐 2/5，中餐 2/5，晚餐 1/5；或早餐 1/5，中餐 2/5，晚餐 2/5。

早餐：牛奶 250 克，谷类 30 克，蔬菜 100 克。

中餐：谷类 100 克，肉 75 克（或鱼 120 克，或蛋 75 克、肉 60 克），蔬菜 200 ~ 300 克，植物油 5 克。

晚餐：谷类 70 克，肉 60 克（或蛋 75 克，或鱼 80 克），蔬菜 200 ~ 300 克，植物油 5 克。

（2）水果：大部分水果中的嘌呤含量极少，可作为辅食补充营养。在急性痛风性关节炎发作时，可选用碱性水果食用，如香蕉 150 克，苹果 200 克，梨 200 克，柿子 150 克，杏 200 克，草莓 300 克，西瓜 500 克等。

（3）一周食谱：根据患者病情和身体状况，将每日的食谱分为主食、蔬菜、汤、水果等，尽可能保证副食中的蔬菜新鲜，品种多，营养丰富。

星期一

早餐：鲜牛奶 200 克，荷包蛋 1 个，馒头片 100 克，凉拌黄瓜或咸菜。

中餐：白米饭 100 克，胡萝卜炖排骨，炒芹菜丝，小瓜片，紫菜汤。

晚餐：绿豆稀饭，馒头 1 个，青椒炒羊肉片，土豆丝，炒白菜，凉拌海带。

星期二

早餐：鲜牛奶 200 克，荷包蛋 1 个，面包片 100 克，香菇炒油菜。

中餐：白米玉米饭 100 克，青椒炒肉丝，卤牛肉片，甘蓝丝，番茄鸡蛋汤。

晚餐：三明治面包 1 个，蒸南瓜块，水余肉丝，虾皮炒白菜。

星期三

早餐：鲜牛奶 200 克，荷包蛋 1 个，葱油花卷 1 个，凉拌豆芽。

中餐：白米或高粱米饭 100 克，清蒸鲑鱼，冬瓜炖火腿片，炒四季豆。

晚餐：白米粥 200 克，香菇花卷 60 克，蒸青鱼，炒西葫芦片，紫菜虾皮汤。

星期四

早餐：鲜牛奶 200 克，荷包蛋 1 个，土司 3 片，醋汁

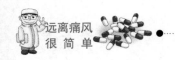
卷心菜。

中餐：白米红薯饭 100 克，素炒番茄，莴苣炒羊肉丝，丝瓜汤。

晚餐：鸡蛋面 200 克，炒土豆丝，煮刀豆。

星期五

早餐：酸奶 200 克，蛋糕 3 块，素炒胡萝卜丝。

中餐：白米饭 100 克，清蒸山药块，醋熘洋葱，素炒茄子，三鲜素菜汤。

晚餐：素包子 80 克，白米粥，蒸火腿肉片，素炒小白菜，紫菜汤。

星期六

早餐：奶酪，白米粥，苏打饼干，凉拌黄瓜。

中餐：白米饭 100 克，青椒炒鸡蛋，素炒油菜，蒸南瓜块，紫菜蛋汤。

晚餐：鲜水饺 10 个，素炒胡萝卜丝，蒸青鱼，香菇油菜汤。

星期日

早餐：鲜牛奶 200 克，鸭蛋 1 个，炒土豆丝，凉拌绿豆芽。

中餐：杂粮米饭 100 克，莴苣炒肉丝，番茄炒鸡蛋，素炒茄子，紫菜汤。

晚餐：鸡蛋面片 250 克，鲜菇炒肉丝，素炒卷心菜。

以上食物仅供参考，每天要补充水分 2000～3000 毫升（菜、汤内少放盐）。

痛风患者饮水有什么讲究

痛风患者应多饮水，以便增加尿量、促进尿酸排泄。适当饮水还可降低血液黏度，对预防痛风合并症（如心脑血管疾病）有一定好处。尽管如此，还是要讲究科学饮水，合理饮水。

→ 饮水习惯

要养成良好的饮水习惯，坚持每日饮一定量的水，不可平时不饮、临时暴饮。但从中医学角度出发，一些体内有湿邪的患者，表现为不欲饮水、身重嗜睡、肢体水肿、舌苔腻，临床上不宜大量饮水，应赴正规医院中医专科进行规范诊治，如服用健脾化湿中药等。

→ 饮水时间

不要在饭前半小时内和饱食后立即饮大量的水，这样会冲淡消化液和胃酸，影响食欲和妨碍消化功能。饮水的最佳

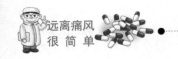
时间是两餐之间及晚上和清晨。晚上指晚餐后 45 分钟至睡前这一段时间，清晨指起床后至早餐前 30 分钟。

饮水与口渴

一般人的习惯是口渴时才饮水，痛风患者应采取主动饮水的积极态度，不能等有口渴感觉时才饮水，因为口渴明显时说明体内已处于缺水状态，这时饮水对促进尿酸排泄效果较差。

饮茶

痛风患者可以用饮茶代替饮白开水，但茶中含有鞣酸，易和食物中的铁相结合，形成不溶性沉淀物，影响铁的吸收。另外，茶中的鞣酸还能与某些蛋白质相结合，形成难以吸收的鞣酸蛋白。所以如果餐后立即饮茶，会影响营养物质的吸收和易造成缺铁性贫血等。较好的方法是餐后 1 小时开始饮茶，且以淡茶为宜。

其他

不宜饮用纯净水。目前市场上供应的纯水 pH 值一般为 6.0 左右，偏弱酸性。如患者的尿液 pH 值经常低于 6.0，最好是以自来水煮沸作为饮用水为妥。

痛风患者对 调味品
有什么要求

各类调味品中嘌呤的含量均极少，在烹调时用量也不多，所以调味品不在痛风患者的食品禁忌单中。患者在烹调时可根据自己的习惯与嗜好选择适当的调味品。

有人认为，痛风患者在烹调时除食盐外，不宜加任何调味品，这种观点是没有根据的。应注意的是：调味品不宜过量，适当添加调味品，可改善菜肴的色、香、味，增加食欲，但如果食用过多，则会适得其反。如香、鲜调料添加过多时，会抑制食欲；辛辣调料过多则会刺激胃肠道，引起肛门灼热、皮肤瘙痒等。

食盐中的钠离子可使人体血容量增加，引起水肿、血压升高，导致心、肾负荷加重。痛风患者多为中老年患者，且易合并高血压及动脉硬化，故应限制过多食盐的摄入。烹调时不能太咸，宜清淡。当痛风合并肾脏病变，尤其是出现水肿，或者合并冠心病及高血压时，更应限制食盐摄入，以每日不超过 5 克为宜。

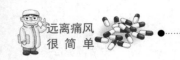

在外用餐和食用加工食品时，更要注意减少食盐摄入量。可采用新鲜材料烹制，尽量少吃腌制品（吃腌制品时，要去盐分）。烹制两三种菜肴，调味要有浓有淡，酱油最好采用低盐酱油。

痛风合并糖尿病

应该怎样吃

痛风以控制饮食中的嘌呤摄入量为主，糖尿病需控制碳水化合物摄入，只要二者兼顾，合理调配控制饮食，适当运动，积极配合医生治疗肯定会获得良好效果。具体措施如下。

（1）碳水化合物：其供能应占总能量的65%左右；

（2）蛋白质：应占总能量的13%左右，其中1/2为优质蛋白质，摄入优质蛋白质时应注意选取嘌呤含量少的优质蛋白质；

（3）脂肪：应占总能量的22%左右，建议以植物脂肪为主，少摄入动物脂肪，限制胆固醇摄入，每日少于300毫克；

（4）膳食纤维：适当增加膳食纤维，较少嘌呤的摄入量，有利于血糖控制，膳食纤维可增加胰岛素敏感性，有降低空腹血糖、餐后血糖和改善糖耐量的作用，因此痛风患者合并糖尿病时可多吃些蔬菜和粗粮；

（5）维生素和矿物质应供给充足；

（6）饮食清淡，少盐忌辛辣；

（7）戒烟戒酒；

（8）三餐定时定量、生活规律、适量运动、心情舒畅。

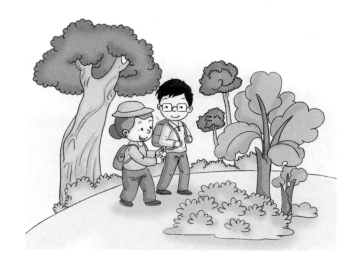

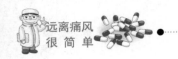

痛风合并肥胖症

患者怎样吃

→ 合理控制热能

儿童要考虑其生长发育的需要，老年人则要注意有无并发症存在。对热能的控制，一定要循序渐进，逐步降低，以增加其消耗。对于正处于发育期的青少年来说，应以强化日常运动为主，千万不可盲目控制饮食，以免发生神经性厌食。在低热能饮食中，蛋白质供给量不可过高，其食物蛋白质的供给量应当占饮食总热能的 20% ~ 30%，即每天供给蛋白质 50 ~ 75 克为宜。

→ 限制脂肪

过多摄入脂肪可引起酮症，导致痛风和高尿酸血症的病情加重。肥胖者饮食中的脂肪应控制在总热量的 25% ~ 30%。

→ 限制碳水化合物

碳水化合物供给应占总热量的 40%～55% 为宜。对于含单糖的食品，如蔗糖、麦芽糖、果糖、蜜饯及甜点心等，应尽量少吃或不吃。凡膳食纤维多的食物可适当食用。

→ 保证维生素和无机盐的供应

新鲜水果和蔬菜中含有丰富的维生素，可选择食用。适合减肥者食用的蔬菜有角瓜、黄瓜、冬瓜、萝卜、油菜、芹菜、绿豆芽、韭菜、白菜、洋葱、菜花、生菜、海带、木耳等，水果有西瓜、柚子、草莓、桃、苹果、橙子等。

→ 限制食盐

食盐能引起口渴并能刺激食欲和增加体重，应限制食盐的摄入量。

→ 烹调方法及餐次

宜采用蒸、煮、烧、烤等烹调方法，忌用油煎、炸的方法，煎炸食物含脂肪较多，并刺激食欲，不利于减肥。进食餐次应因人而异，通常为三餐。

113

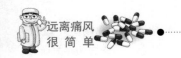
痛风合并高血压

患者怎样吃

→ 减少钠的摄入

每日摄盐量不超过 5 克，能使舒张压平均下降 4 毫米汞柱。

→ 增加钾的摄入

钾的摄入与高血压呈明显的负相关，高钾饮食可以降低血压。增加膳食中的钾主要是多食新鲜蔬菜、水果、豆类（除黄豆外）等。

→ 增加钙的摄入

有研究表明，人群日均摄钙每增加 100 毫克，平均收缩压可下降 2.5 毫米汞柱，舒张压下降 1.3 毫米汞柱。我国人群普遍钙摄入量不足，而牛奶中含钙量较高。每日补充 250 毫升牛奶即可满足需要。新鲜蔬菜中油菜、芹菜、萝卜缨的含钙量较高，食用蘑菇、木耳等也可补充钙质。

→ **减少膳食脂肪，补充优质蛋白质**

流行病学研究表明，如能将膳食脂肪控制在总热量的25%以下，连续 40 日可使男性收缩压和舒张压下降12%，女性下降5%。

痛风合并高血脂
患者怎样吃

→ **忌晚餐时间过晚**

晚餐过晚及吃厚味和难以消化的食物，会促进胆固醇在动脉壁上沉积，也会加速动脉硬化的发生。

→ **忌晚餐过量**

晚间人的基础代谢率高，各种消化酶的分泌相对旺盛，食物容易消化和吸收，同时晚上的活动量少，能量消耗少，若进食过量，可转化为脂肪，使人发胖。因此，主张晚餐摄入的热量应不超过全天总量的30%。

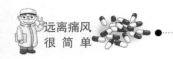
→ **忌吃胆固醇高的食物**

　　蛋黄、猪脑、猪肝、皮蛋、蟹黄、猪腰、鱼子、对虾、奶油、蛋类、鱼肝油等胆固醇含量高的食物，平时应忌吃或少吃。

→ **忌太多甜食**

　　糖类，如蔗糖、果糖，对甘油三酯的含量有一定的影响。有人在饲养动物时，用蔗糖代替淀粉导致动物的血胆固醇和甘油三酯均增高，在脂肪摄入量较高的某些国家和地区，当糖用量升高时，冠心病的发病率也会升高。

痛风无症状期常用的

食疗方有哪些

→ **威灵仙萝卜饮**

　　【原料】威灵仙 10 克，胡萝卜 100 克，蜂蜜 10 克。

　　【制作】将威灵仙、胡萝卜洗净，放入砂锅中，加水漫过食材 3 ~ 5 厘米，浸泡 30 分钟，用大火煮沸，改用小火煎煮 30 分钟，取汁加适量蜂蜜调味即成。

【用法】代茶频饮。

【功效】清热利尿，祛痰凉血，解毒通便。中医把尿酸升高视为"痹证"，而威灵仙适用于各种痹症，有通利关节的功效。

→ 冬瓜饮

【原料】冬瓜皮 50 克。

【制作】将冬瓜皮洗净，切成小片，加适量水煎汤即成。

【用法】代茶频饮。

【功效】清热解毒，利尿消肿，止咳除烦，降压降脂。此方有利于尿酸的排泄。

→ 加味洋葱汤

【原料】洋葱 100 克，白萝卜 100 克，柏子仁 30 克，植物油、食盐各适量。

【制作】将洋葱、白萝卜洗净，切丝，用植物油煸炒后，加入柏子仁及清水 500 毫升，同煮至熟后，加入适量食盐调味即成。

【用法】当汤佐餐，每日 1 剂。

【功效】养心润肺，清热除湿。洋葱是一种天然抗菌蔬菜，它有降胆固醇、降血脂、降血糖、促进身体新陈代谢的作用，还具有利尿渗湿的作用，经常食用可预防痛风急性病发作。

→ 百前蜜

【原料】百合 20 克，车前子 30 克，蜂蜜 10 克。

【制作】将百合、车前子放入砂锅内，加水至漫过食材 3 ~ 5 厘米，

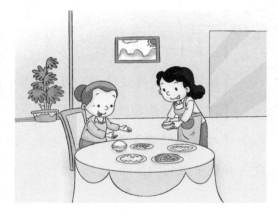

浸泡 30 分钟，煎汁约 500 毫升，待降温后加入蜂蜜调味即成。

【用法】每日 1 剂。

【功效】百合，味甘微苦，性平，入心、肺二经，含秋水仙碱等多种生物碱以及淀粉、蛋白质、脂肪、多种维生素等，具有润肺止咳、养阴清热、清心安神、益气调中等功效，对痛风性关节炎有防治作用。

→ 萆薢芋泥

【原料】芋头 250 克，萆薢 10 克，橄榄油、冰糖各适量。

【制作】将芋头洗净，去皮，切成小块，放入笼屉中蒸 30 ~ 40 分钟，取出芋头，趁热用勺子碾成芋泥备用；在锅中倒入 2 杯清水。将萆薢、冰糖放入，煮至 1 杯，盛出萆薢糖水备用。将橄榄油倒入炒锅中烧热，把芋泥下入锅内翻炒，缓缓倒入萆薢糖水，炒到熔融状出锅即成。

【用法】每日 1 剂，可根据个人口味加点杏仁吃。

【功效】舒经络，祛风湿，止痛，消炎散肿，有利于嘌呤的排出。肾虚阴亏者忌用。

→ 清凉荷叶粥

【原料】粳米 200 克，鲜荷叶 20 克，鲜生地黄 100 克，薄荷叶 10 克。

【制作】将鲜荷叶、生地黄洗净，用适量水煮 20 分钟，去渣后放入洗净的粳米煮成粥。另将薄荷叶以开水沏泡 5 分钟，去渣取汁 50 ~ 80 毫升，倒入粥中再煮沸即成。

【用法】每日 1 剂。

【功效】清热凉血，祛风止痒。方中粳米甘平，健脾和胃；生地黄干凉，清热凉血，生津润燥；荷叶苦涩性平，

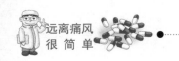

清热除烦；薄荷叶辛凉，疏散风热，透疹风热，此粥为降低血尿酸的良方。

➡️ 猪苓百合粥

【原料】猪苓20克，鲜百合50克，薏苡仁50克，冰糖10克。

【制作】将鲜百合、薏苡仁淘洗干净，薏苡仁泡发；猪苓洗净，加水适量煎煮，去渣取汁，加入薏苡仁、百合一起煮成粥，加入冰糖调味即成。

【用法】每日1剂。

【功效】清热利水，健脾祛湿，降低血尿酸。

痛风急性发作期
常用的食疗方有哪些

➡️ 百合丝瓜汤

【原料】百合20克，丝瓜100克，葱段、白糖、植物油各适量。

【制作】将丝瓜洗净，去皮，切片；百合洗净，去杂质。

植物油倒入锅内烧热，加水适量，加入百合煮 30 分钟，再放入丝瓜、葱白、白糖，用小火煮 15 分钟即成。

【用法】每日 2 次，吃菜喝汤。可佐餐，可单食。

【功效】滋阴清热，利水渗湿。

→ 薯蓣薤白粥

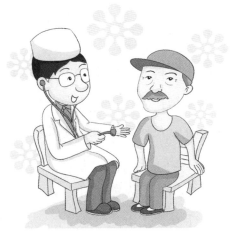

【原料】生山药 100 克，薤白 10 克，粳米 50 克，半夏 30 克，黄芪 30 克，白糖适量。

【制作】将粳米洗净，放入砂锅内，加适量水，加入切细的山药和洗净的半夏、薤白、黄芪，按常法煮粥，粥将成时加入适量白糖调味即成。

【用法】佐餐食用。

【功效】益气通阳，化痰除痹。用于因脾虚不运、痰浊内生而导致的脾虚湿阻型痛风。

→ 防风苡仁粥

【原料】防风 10 克，薏苡仁 30 克。

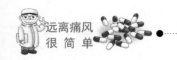

【制作】将薏苡仁洗净，泡软备用；防风淘洗干净，水煎取汁，与薏苡仁共煮成粥即成。

【用法】每日 1 次，连食 1 周。

【功效】清热除痹。用于湿热痹阻型痛风。

土茯苓粥

【原料】土茯苓 30 克，粳米 100 克。

【制作】将土茯苓洗净，晒干，研成细末备用。粳米淘洗干净后入锅内，加适量水煮成稠粥，粥将熟时加入土茯苓粉，搅匀后再煮沸即成。

【用法】佐餐食用。

【功效】清热解毒，除湿通络，化痰消痹。对改善痛风患者关节红、肿、热、痛的症状有良好作用。

马齿苋苡仁粥

【原料】马齿苋、薏苡仁各 30 克，大米 100 克，白糖适量。

【制作】将马齿苋、薏苡仁、大米洗净入锅，加适量水，一同煮成粥，粥熟后加入适量白糖调味即成。

【用法】分 2 次食用，当日食完。可经常食用。

【功效】清热，利湿，消肿。用于关节红、肿、热、痛明显的痛风急性期的辅助食疗。

→ 五加皮粥

【原料】五加皮 5 ~ 10 克，糯米 50 ~ 100 克。

【制作】将五加皮洗净，加水适量，泡透煎煮，每 30 分钟取煎液 1 次，煎取 2 次；再将 2 次煎液混合与洗净的糯米同煮成粥即成。

【用法】佐餐食用。

【功效】五加皮具有补肝肾、强筋骨、通经散血等作用，可消肿散结。

→ 大米荔枝粥

【原料】荔枝干 30 克，大米 100 克。

【制作】将荔枝干、大米淘洗干净，一起放入锅内，加适量水，按常法同煮成粥即成。

【用法】空腹分 2 次食用。

【功效】壮阳益气。用于脾虚泄泻型痛风患者。

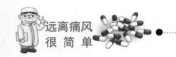
痛风 **间歇期** 常用的
食疗方有哪些

> **桃红萆薢饮**

【原料】桃仁 10 克，红花 6 克，当归 10 克，萆薢 15 克，薏苡仁 30 克，蜂蜜 30 克。

【制作】将桃仁、红花、萆薢、当归、薏苡仁洗净，薏苡仁泡软，以上全部材料加入砂锅中煎煮，用大火煮沸，改用小火煎煮 30 分钟，待凉后加入蜂蜜调味即成。

【用法】当茶频饮。

【功效】桃仁、红花、当归活血化瘀；薏苡仁、萆薢化痰祛湿。本药膳适用于血瘀痰阻型痛风。

> **玉米须饮**

【原料】玉米须 100 克，白糖适量。

【制作】将玉米须洗净，放入锅内，加水 500 毫升，用小火煮 30 分钟，静置片刻，汁液过滤，加入适量白糖调味即成。

【用法】当茶饮用。

【功效】清热化湿，降低血尿酸。

→ 百合南瓜露

【原料】南瓜 100 克，鲜百合 20 克，白糖 20 克，鲜牛奶 50 毫升。

【制作】将南瓜削皮、去籽，切块煮熟（或蒸熟）捞出；鲜百合择洗干净，焯水迅速漂凉。然后选择片形完整、颜色洁白的留作装饰用。将余下的鲜百合和南瓜一起绞成泥。锅内加入适量水。倒入百合南瓜泥煮沸。加入白糖和牛奶调味，再次煮沸后取出，分别盛入玻璃碗中，然后将备用的鲜百合瓣放入即成。

【用法】佐餐食用。

【功效】百合含有一定的秋水仙碱，能缓解痛风的症状；南瓜健脾益气，除湿利尿。两者合用清热化湿、养心安神。

→ 天麻羹

【原料】天麻 100 克，淀粉 100 克。

【制作】将天麻晒干或烘干，研成细末，与淀粉一起拌匀。每次取 6 克，加少许凉开水调匀，再用开水调成羹即成。

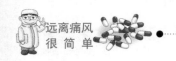

【用法】随量食用。

【功效】天麻具有良好的通经活络、镇痛作用，可有效缓解痛风间歇期的关节炎发作。

五加皮粥

【原料】五加皮5克，粳米100克。

【制作】将五加皮碾成细末；把洗净的粳米放入锅内，加适量水按常法煮成粥，待粥将成时，调入五加皮末，稍煮片刻即成。

【用法】佐餐食用。

【功效】五加皮味辛、苦，性温，辛能散风，苦能燥湿，温能祛寒，所以有祛风湿、止痹痛的功效。

补虚正气粥

【原料】黄芪30~60克，人参（或党参）3~5克，粳米50克，白糖适量。

【制作】将黄芪、人参炙或切成薄片，用凉水浸泡半小时，入砂锅内用大火煮沸，然后改用小火煎成浓汁，取汁后，再加凉水，如上法煎再取汁，去渣。将2次所取的药汁合并，分2份于每日早晚与洗净的粳米加水适量煮粥，粥将成时加入白糖调味即成。

【用法】佐餐食用。

【功效】补元气，疗虚损，健脾胃，抗衰老。适用于体质虚弱、肢节酸痛、脾胃功能失调的痛风患者。

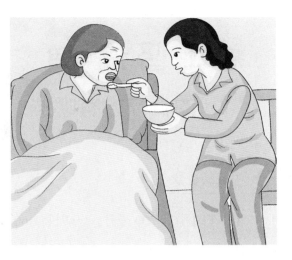

→ 薏苡仁防风莲子粥

【原料】防风 10 克，莲子 10 克，薏苡仁 100 克。

【制作】将薏苡仁洗净浸泡 3 小时，莲子洗净。防风洗净，放入砂锅中，加水 1000 毫升，用大火煮沸，改用小火煮 1 小时，去渣留汁，与薏苡仁、莲子一起煮成粥即成。

【用法】佐餐食用。

【功效】补脾益气，清热利湿。

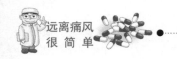
痛风性肾病常用
的食疗方有哪些

→ 牛乳胡桃饮

【原料】牛乳 200 毫升，炸胡桃仁 60 克，生胡桃仁 40 克，大米 60 克，白糖 20 克。

【制作】将大米、胡桃仁加适量水与牛乳拌匀磨细，过滤取汁备用。另用清水适量煮沸，加入白糖溶化，倒入滤液，煮沸即成。

【用法】随量饮用，每日 1 剂。

【功效】胡桃有补肾固精、温肺定喘、润肠的作用。此饮能改善肾虚喘嗽、腰痛脚弱、小便频数、石淋、大便燥结。

→ 何首乌绿茶饮

【原料】何首乌 10 克，绿茶 5 克。

【制作】将何首乌、绿茶洗净后切成碎片，用沸水冲泡，加盖闷 10 分钟即成。

【用法】代茶频饮，一般可连续冲泡多次，每日 1 剂。

【功效】何首乌"益精，益气力，苦补肾，温补肝，能收敛精气，所以能养血益肝，固精益肾"。何首乌和绿茶一起饮具有祛风除湿及通经活络的功效。心肾不交、肾气不固之人食之颇宜。

→ 威灵仙牛奶饮

【原料】威灵仙 10 克，牛奶 100 毫升，白糖适量。

【制作】将威灵仙洗净，切段，放入炖杯中，加水 50 毫升，煎煮 15 分钟，停火，去渣留药液。将牛奶倒入炖杯中，用大火煮沸，倒入威灵仙药液，煮 3 分钟，加入白糖调味即成。

【用法】每日 1 剂，连饮 2 周。

【功效】祛风湿，通络止痛。用于风湿痹痛、肢体麻木、关节屈伸不利、痛风等。

→ 灵芝仙茶

【原料】灵芝 10 克。

【制作】将灵芝切片，加适量水煮 30 分钟即成。

【用法】当茶饮用。

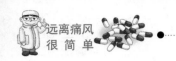

【功效】灵芝性平、味甘，能健脑益肾、消炎利尿。

→ 桑枝莲子茶

【原料】桑枝 5 克，莲子 10 克。

【制作】将桑枝和莲子洗净，莲子去心，放入砂锅内浸泡 30 分钟，用大火煮沸，改用小火煎煮 15 分钟即成。

【用法】当茶饮用。

【功效】莲子性平，味甘涩，能养心、益肾、补脾、固涩，体虚之人均宜食用。桑枝也是补肾的佳品。

→ 银茅芹菜汁

【原料】芹菜 250 克，银杏叶、白茅根各 20 克，白糖 30 克。

【制作】将银杏叶、白茅根水煎取汁待用。芹菜洗净，切断，入锅内，加入上述药汁，煮沸至熟，加入白糖调味即成。

【用法】每日 1 剂，分 2 次饮用。

【功效】清热解毒，利尿止血，平肝降压，散瘀去脂。用于急性肾炎血尿、水肿、高血压等。

→ **冬虫麦冬肉桂粥**

【原料】冬虫夏草20克，麦冬10克，肉桂5克，粳米30克。

【制作】将冬虫夏草、肉桂、粳米、麦冬分别淘洗干净，一起放入锅内。加适量水，按常法煮成粥即成。

【用法】佐餐食用。

【功效】冬虫夏草性温、味甘，有补虚损、益精气的作用，肾气不固而遗精早泄者食之最宜。或用冬虫夏草配合枸杞子、山药、芡实、莲子等一同煎服，效果更佳。肉桂辛、甘，大热，补火助阳，引火归元。全方散寒止痛，活血通络。

运动锻炼能为
患者带来哪些好处

→ **减重和减肥**

肥胖是痛风发病的因素之一，所以减轻体重后有助于控制病情。特别是肥胖型的痛风患者，在饮食治疗的基础上进行医疗体育或定时做些体力活动，是控制痛风不可忽视的方法。

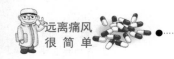
➡ 减少尿酸生成

运动后可促进肌肉和其他组织对糖、脂肪、蛋白质的利用，从而降低血尿酸、血糖、血脂，减少尿酸的生成。运动还能促进体内尿酸的排出。

➡ 运动有益于血管健康

痛风患者大多为中老年人，体内的血管多呈不健康状态，有的已经存在显著的动脉硬化和心脑血管疾患，运动对改善全身健康状况，减少冠心病、脑血管意外、心肌梗死的发生极有裨益。

➡ 运动可促使氧自由基的消除

氧自由基是许多疾患和人体衰老的重要致病因素，除饮食方面重视摄取抗氧化物质外，运动是很重要的消除氧自由基的方法。

患者运动锻炼的

基本要求有哪些

→ 应在运动前接受专科医生的指导

如肾功能良好，没有明显心血管并发症，关节功能正常，皆适宜做身体锻炼。已患有痛风结石的患者，只要表面皮肤没有破溃，仍可进行。但处于急性发作期的患者应卧床休息。

→ 要根据自身状况选择合适的运动项目和运动强度

游泳、骑自行车都是不错的选择。通常痛风患者都有关节破坏，游泳不需要关节受力，是全身肌肉的协调运动，有助于改善胰岛素抵抗；骑自行车时，关节受力也同样较小，以肌肉受力为主。慢速短程小跑、太极拳、广播操、快步走、乒乓球等也适合痛风患者。但对于竞技性强、运动剧烈、消耗体力过多的项目，如快跑、滑冰、登山、长跑等，皆不适宜。因为剧烈地运动会因流汗增加而减少尿量。由于尿酸是随尿液排泄的，当尿量减少时尿酸排泄也会随之减少，尿酸在体内的存积就会相对增加。此外，运动后体内产生过多的乳酸，

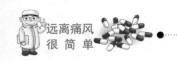
会阻碍尿酸的正常排泄。存积在体内的尿酸一旦过高就易导致痛风急性发作。

→ **运动量一般应控制在中等量水平**

50 岁左右的患者，以运动后心率达到 110 ~ 120 次 / 分钟，轻微出汗为宜。每周运动 3 ~ 5 天，每次约 30 分钟。锻炼时先从轻活动量开始，随着体力增强，逐渐增加活动量。

→ **运动的时间宜选在午睡后至晚饭前**

清晨起床时由于人体肌肉、关节及内脏功能低下，不能很快适应活动，易造成急、慢性损伤。此外，一夜睡眠未曾进食、喝水，血液浓缩，此时活动导致出汗失水，血液会更为黏稠，有诱发心脏病和中风的危险。夜晚锻炼也是不可取的，最好选择午睡后至晚饭前这段时间。

患者如何评价自己的运动量

运动量的评价，包括运动强度、运动的频度与运动持续的时间。痛风患者对自己的运动及运动量要有一定的了解和正确认识，切不可盲目、随意而影响健康。

→ 运动强度

运动强度常用心率来评价，一般要求心率保持在最大心率的 60%～80% 为宜，最大心率＝220-年龄；或是用 170-年龄作为运动时的最佳心率。老年人运动的初期心率可以按 110 次／分为标准，经 1～3 周后部分老年人可逐步将心率提高到 120～140 次／分钟。这里需提醒的是，由于每位老年人的基础心率不同，心脏的功能不同，患有的老年疾病不同，不一定单纯根据心率做评价，而是以自己感到舒适为准。

→ 运动频度与持续时间

一般要求每天步行 6000 步，每周另有 3 次的适度运动，每次持续运动 30 分钟。运动量适宜的标志是：运动后有微微出汗，面颊微红，自觉轻松愉快、食欲和睡眠良好。虽然会稍感疲乏、肌肉酸痛，但休息后就会消失。次日感觉体力充沛、有运动欲望；如在运动后大汗淋漓、胸闷气喘、头晕眼花、非常疲劳、倦怠、睡眠不佳、食欲减退、脉搏在运动后 15 分钟尚未恢复，次日全身乏力、缺乏运动欲望，这就表明运动量过大了；如果运动后全身无热感、无出汗、脉搏无增快增强的变化，则说明运动量可能不足。

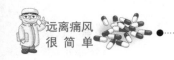

如何**选择**体育锻炼
的时间与地点

　　体育锻炼的最佳时间在午睡后的下午至晚饭前这一段时间。许多人喜欢在清晨五六点钟起床后立即去锻炼，这种选择是错误的。这是因为：

　　（1）清晨起床时人体的肌肉、关节及内脏功能均处于松弛低下状态，对体育锻炼尚不能适应，容易造成急、慢性损伤。

　　（2）清晨起床时人体血液黏度最高，加上锻炼时出汗引起水分消耗，血液更为黏稠，容易造成血管梗塞而突发心脏血管意外。痛风患者

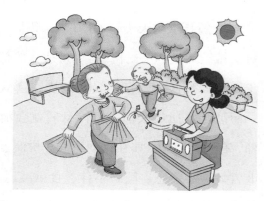

多为中老年，伴发心血管病的概率较高，在清晨锻炼更有一定的危险性。下午，人体内脏的功能活动及血液循环均已处于稳定状态，对体育锻炼有良好的适应能力与耐受性。

（3）许多人认为清晨的空气最新鲜，其实并非如此。清晨空气中二氧化碳的含量比下午要高，这是因为夜间没有阳光，树叶的光合作用停止，放出较多的二氧化碳。此外，由于夜间缺乏太阳能的辐射与紫外线的照射，清晨太阳尚未出来时空气中的有害物质及病原微生物密度较高，对人体十分不利。所以清晨锻炼，尤其是凌晨起来立即进行体育锻炼是不可取的。

至于地点的选择，当然是以人少、树木较多、安静清洁之处最为合适，如公园、田野、河畔、山边、湖畔等。忌在马路旁或烟尘、噪声较多的工厂区和闹市锻炼。

运动锻炼有哪些注意事项

（1）在适量运动的同时还要注意水分的及时补给，如果没有及时合理饮水，身体有可能会出现轻度脱水症状，尿量会相对减少，影响尿酸顺利排出。

（2）要尽量克服因关节疼痛和运动受限而带来的焦虑不安、急躁易怒、烦闷失眠等情况。要正确对待疾病，保持情绪平和、心情舒畅、精神乐观，树立战胜疾病的信心，积极

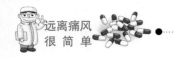
配合医生做好治疗。

（3）防止过度疲劳，不熬夜，不参加过度劳累及剧烈的体力活动，注意尽量避免外伤和跌伤及交通事故等。保持劳逸结合、张弛有度、有规律的生活习惯。

（4）做好充分的准备活动和整理活动，这对老年人尤为重要。合理的准备活动不仅可以防止肌肉拉伤和关节损伤，还可避免对心脑血管的伤害。适当的整理活动有利于放松肌肉，调理心肺功能与消除疲劳，尽快使体力得到恢复。

痛风患者怎样进行
有氧运动

有氧运动是科学有效的健康运动，它是以锻炼耐力为目的的轻至中度的持续性运动，不同于使用爆发力的举重、跳高、跳远、百米赛跑。有氧运动方式多样，常见的有散步、快步行走、慢跑、爬山、打太极拳、骑自行车、跳绳、扭秧歌、跳健身舞等，人们可根据个人的爱好与条件灵活选择。散步是最简便易行和最安全的有氧运动方式。

有氧运动的要点是"一、三、五、七"：

一：一天至少运动 1 次。

三：每日运动不少于 30 分钟，最好一次完成。如有困难，也可分解为 2 ~ 3 次，每次 10 ~ 15 分钟。

五：每周至少运动 5 次。

七：运动量大小应由运动中的心率增快程度来决定。运动量因年龄不同而不同，年龄越大，运动量越小。运动中达到的心率应掌握在 170 与年龄之差。例如，一位 70 岁老年人，运动中的心率应达到 100 次 / 分钟。

人们在运动中不可能计数心率。可以在运动刚结束时计数 15 秒的脉率。事实上，运动中的心率比运动刚结束时所计数的脉率还要快 10%。例如，运动结束时 15 秒的脉率为 30 次，则心率为 $30 \times 4 = 120$ 次 / 分钟，那么运动中的心率为 $120 + 12 = 132$ 次 / 分钟。

在运动开始前，应做好热身准备。运动结束后，要有 15 分钟放松，不要突然停止活动。运动量的大小应循序渐进。

有氧运动有益于缓解紧张，改善睡眠，促进身心健康。在一天紧张工作之后，于晚饭之前进行 30 ~ 45 分钟的有氧代谢运动，不仅不会增加食欲和食量，反而有利于食量的控制。

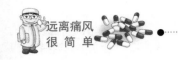
为何**每天**至少
要运动 30 分钟

　　坚持每天运动 30 分钟就可以得到运动的益处，包括预防心脏病、糖尿病、骨质疏松症、肥胖症、忧郁症等，甚至有研究指出，运动可以让人感到快乐，增强自信心。如果你很久没有运动，建议你循序渐进，慢慢增加运动的长度与强度，可以从最简单的走路运动开始。走路是最简单、最省钱的心肺功能训练，每天快走 20 ～ 30 分钟，持续走下去，一定能感受到许多好处。对于那些可以测量能量消耗的人来说，以每天消耗 150 卡路里的热量为宜。

　　每天超过 30 分钟的体力活动或体育锻炼很容易做到，比如，早上走两站公共汽车的路程，回家的路上再走 10 分钟；或打扫 20 分钟的屋子和骑 10 分钟的自行车；或者同你的兄弟姐妹、朋友、孩子打 30 分钟的篮球、跳 30 分钟的舞等。

　　如果要加强体力活动强度，可以每天增加几分钟的活动时间或者逐渐地加快散步或其他活动的速度。30 分钟的活动时间仅仅是推荐的最小量，花在活动方面的时间越多，对健康的好处也越多。

适合痛风患者的运动
项目有哪些

→ 太极拳

打太极拳时心情要轻松平和，这样不仅能使人的大脑得到休息，还可以让人有个好的心态，对身体有很大的调节作用。长期坚持下去，会感觉

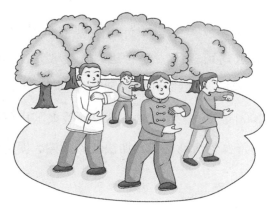

到气沉丹田可以控制呼吸，加大呼吸深度，从而有利呼吸机制调节及新陈代谢的有序生成。太极拳这种轻松柔和的运动，可以舒筋活络，改善人体功能，从而能够有效促进尿酸的排

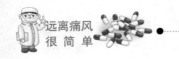

泄，起到促进治疗痛风的目的。

→ 游泳

适度的游泳可以转动各处关节，增强各个关节的柔韧性，还可以降低骨骼之间的摩擦挤压，从而改善局部血液循环以促进尿酸盐溶解、排泄。游泳的时间最好控制在一小时内，切勿因为锻炼过度而使体内的乳酸量增加，抑制肾脏排泄尿酸。

→ 步行

步行是一项非常不错的运动方式，在任何时候、任何地点均可进行。这种运动不易受伤，动作柔和，特别适合中老年及体弱患者。研究表明，每天步行30分钟，行走2000～3000米距离，可以调整大脑皮层的兴奋和抑制过程，改善血管活动功能，加快新陈代谢，促进有害物质排出体外。

→ 慢跑

大量研究表明，慢跑可以锻炼骨骼肌肉，增强心肺功能，促进血液循环，降低痛风并发症的发病率，尤其适合中青年痛风患者。但对于年龄过大、体质衰弱以及合并心、脑、肾病的患者则不宜进行。

 保龄球

保龄球运动是一项全身运动，掷球时要求全神贯注，不生杂念；肌肉协调，保持平衡；视觉开阔，击球准确。既对运动者手腕、手臂的肌肉有很好的锻炼，又由于滚球时上步及身体前倾而使下肢及腰背肌肉得到锻炼，能够有效地减肥，预防痛风发生。

→ 瑜伽

身体患痛风时，关节内柔软的缓冲垫逐渐消失，骨与骨间的摩擦越来越多，常可导致四肢僵硬。而练习瑜伽可以活动各处关节，使其具有柔软和弹性，减轻骨与骨间的摩擦。经常练习瑜伽，可以减少关节炎或痛风的发生。比如，瑜伽体位法，就有助于加强膝关节的柔韧性和保护膝关节健康。

怎样进行赤足踩石疗法

赤足踩石疗法是指不穿鞋袜走在用鹅卵石铺的路面上的一项运动。脚部有近 70 个穴位，分别联系头、颈、心、肺、

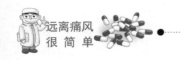
腹等部位和胃、脾、肝、肾等内脏器官。当光脚行走时，足底的多个敏感点受到地面刺激，引起"足底反射"，激活身体自主神经和内分泌系统的功能，加速血液循环，促进新陈代谢，具有调理阴阳气血、养护肾经和调整血压、改善睡眠、解除疲劳、治疗疾病、健身强体的作用。

赤足踩石疗法是对足底一种较强的刺激，若鹅卵石稀疏不平，不仅对足底的按摩效果差，还会加重足底疼痛，故不应长时间练习。在选择路面时，以密且细小的鹅卵石路为佳。

适应范围：适用于痛风性关节炎等多种疾病。

具体方法：练习者脚着针织厚袜踩走于布满密而细的鹅卵石上，来回行走，根据自己的具体情况，停停走走，每日坚持练习 15～20 分钟，以达到刺激穴位的目的。

注意事项：

（1）不宜选用粗而稀疏不平的鹅卵石小路锻炼，易损伤足底。

（2）除选择赤足踩石运动外，赤足在沙地、草坪或地板上散步等，也对身心健康有积极作用。进行赤足锻炼，需注意安全，防止脚部损伤。

（3）锻炼之后，睡觉前要用温水泡脚 30 分钟，这样不仅能改善足部血液循环，缓解足部疲劳，还能预防骨刺形成和足底筋膜炎。

（4）注意选择气温适宜的时间锻炼，注意防寒保暖。最佳时间：上午 9 时左右，下午 5 时左右，不宜在晴天午后和早晚气温较低时锻炼。

（5）帕金森病、小脑平衡功能受损以及脊髓型颈椎病等患者，由于控制不了脚步，绝对不能进行这样的锻炼。

（6）较严重的髋关节、膝关节病患者，由于关节欠灵活，不平的路面会增加关节的负荷，加重关节病损。

（7）长期卧床或因肢体受伤而长时间固定的人，由于下肢肌力欠缺，刚开始练习行走就进行这种锻炼，有可能带来危险。

（8）因神经系统疾病导致下肢肌肉无力者，也不应进行这种锻炼。

怎样进行散步活动

散步活动适用于轻中度痛风患者，尤以慢性痛风患者最为适合。进行此活动时有以下几个要点：

（1）散步前要适当活动肢体，调匀呼吸。如果是饭后散

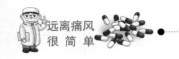

步，最好在进餐后 30 分钟进行。

（2）散步环境应选择空气清新的花园、公园、林荫道中的平坦路段。

（3）散步时肩要平、背要直，抬头挺胸，目视前方，手臂自然摆动，手脚合拍。

（4）根据体力每次散步 10 ～ 30 分钟，每日 1 ～ 2 次。

（5）散步的同时可进行有节奏的摆臂扩胸，还可以配合擦双手、捶打腰背、揉摸胸腹、拍打全身等动作，有利于疏通气血。

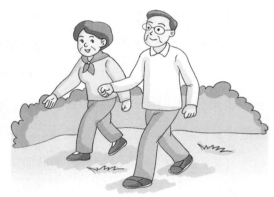

（6）具体做法有以下几种：

①缓步：每分钟 60 ～ 70 步，每次 30 ～ 50 分钟，每日 2 次，上午 10 时以后、下午 4 时以后或晚上 7 时以后。缓步不会引起低血糖反应，可稳定情绪，消除疲劳。

②快步：每分钟 120 步左右。快走易引起低血糖反应，伴有糖尿病的痛风患者要携带一些糖果，在感到不适时吃一点儿。

③疾步：每分钟 150 步以上，适合体质较好、病情稳定者。

④自由散步：完全随意，时快时慢，随走随停，可与其他步行形式相结合。

⑤摩腹散步：一边散步，一边按摩腹部，适合于合并消化不良、慢性腹泻者。

⑥摆臂散步：散步时两臂用力向前后摆动，可以增进肩部和胸廓的活动，适用于合并有呼吸系统疾病的患者。

怎样做肩关节操

不论做操前或做操后，注意肩关节保温，可将角巾或毛巾折叠固定在肩关节部位。夜间睡觉更应注意保温，以防受凉。

（1）取坐位或站立位。双手外展伸平，握空拳，做旋转动作，再屈肘。双拳向头部紧靠、伸直、屈肘，再向头部紧靠。每次 8 ~ 10 分钟，每日 2 ~ 4 次，连续 6 ~ 10 日。

（2）一臂由前方伸向对侧肩部，另一手掌托其肘，帮助手掌越过对侧肩，手指越过肩胛更好。交叉对换位置，每次 8 ~ 10 分钟，每日 3 ~ 4 次。

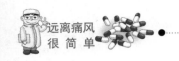

（3）面对墙壁站立，肘伸直，做手指爬墙运动，尽可能达到最高的高度（上体应保持正直，不要耸肩）。可以双手做，也可单手做，单手者可交换位置进行练习。每次力争比前一次更高些，反复做10次，每次练习10分钟左右，每日2～3次。

（4）患者取站立姿势，由健侧手拿住毛巾一端，另一端由背部放下，用患侧手抓住（紧），健侧屈肘伸肘拉毛巾，帮助患侧肩关节做旋转、内收动作。每次8～10分钟，每日2～3次。

（5）滑车固定在墙壁2米高处，绳子选3米长由滑车穿过，双手各抓住绳索两端，由健侧上肢屈、伸肘，拉动患侧上肢做伸、屈运动。每次5～10分钟，每日2～3次。

（6）患者取站立位，双臂下垂，双手持物或哑铃，两臂平举，能持续1～4分钟为好，再缓慢放下，反复进行。仰卧，两臂向上伸直，双手抓住重物，向上举起，稍停，两臂再缓慢放下，再举起重物至开始姿势，反复进行。每次10分钟左右，每日2～3次。本练法可在间歇期卧床时练。

（7）患者呈站立位，两手握住木棒（直径2～3厘米，长1.2米）两端，放于体前，以健侧上肢帮助患肢做肩关节外展或内收、内旋等动作，反复进行。每次10分钟左右，每日2～3次。

（8）患者取仰卧位或站立位，双肩放松，可行单手上肢（或双手上肢）上抬与头平行（上肢抬举180°），反复操练，每次 10 ~ 20 分钟，每日 3 ~ 6 次。

怎样做肘关节操

（1）取仰卧位，前臂平摆于躯体两侧，前臂抬举90°或手握拳抬举90°，稍停，慢慢放下。反复操练，每次 10 ~ 20 分钟，每日 3 ~ 4 次。

（2）取俯卧位，两臂展开，前臂在床边下垂，手持约1千克的重物，屈肘，稍停慢慢放下，反复进行。所持重物依病情轻重而定。每次 10 分钟左右，每日 2 ~ 3 次。

（3）取站立位，手掌向上，两臂向前平抬，迅速握拳及屈曲肘部，尽力使拳到肩，然后两臂再向两侧平举，握拳和屈肘运动同前。如此反复进行，每次 10 分钟左右，每日 2 ~ 3 次。

（4）取站立位，双上肢自然下垂，放在身体侧面，掌心向前，手持重物屈肘抬举重物，稍停，慢慢放下。反复进行，每次 10 分钟左右，每日 2 ~ 3 次。

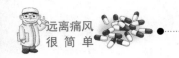
怎样做髋关节操

→ 下蹲运动

取站立位，双足与肩同宽，双手扶住物体用力下蹲，起立。重复下蹲和起立，每次重复 10 次，每日增加 1 次，每日 2 ~ 3 次。

→ 卧床抬腿

取平卧位，双上肢和下肢自然平放，先左下肢尽力抬高；再右下肢尽力抬高。每次抬 8 ~ 10 次，每日增加 1 ~ 2 次，每日 2 ~ 3 次。

→ 弯腰屈髋

取站立位，双足并拢，身体前屈，用手摸足，不要屈膝，恢复原位。反复操练，每次 10 分钟，每日 2 ~ 3 次。

→ 卧床屈髋屈膝

取仰卧位，双下肢抬举，屈髋、屈膝，双手紧抱膝

部，放开，恢复原位，如此反复操练。每次 10 分钟左右，
每日 2 ~ 3 次。

怎样做**膝 关 节**操

（1）取俯卧位，两手握毛巾两端，中间套在患肢踝关
节处，手拉毛巾帮助膝关节屈曲。适用于膝关节屈曲功能
障碍者。每次 10 分钟左右，每日 2 ~ 3 次。

（2）取俯卧位，健侧足在患侧腘窝部用力，帮助患侧膝
关节屈曲。每次 10 分钟左右，每日 2 ~ 3 次。

（3）取跪立位，将身体的重心下压，帮助膝关节屈曲。
每次 5 ~ 10 次，每日增加 1 次，每日 2 ~ 3 次。

（4）取站立位，做下蹲运动，同时做髋、膝关节运动，
但要注意安全。

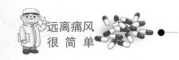

痛风患者为什么
要有**规律**的生活

　　痛风患者生活不规律首先会引起血尿酸波动，并由此引发一系列不良后果。如不控制饮食，嗜食高嘌呤、高蛋白、高脂肪食物，或不按时进餐、延迟进餐时间，会使血尿酸得不到及时控制，进而导致高尿酸血症，发生痛风性关节炎、痛风性肾病、高血压、高血脂、糖尿病等并发症，给治疗造成不必要的困难。另外，高尿酸血症易使血液瘀滞，血压上升，而加重心脑血管病变，诱发脑中风、心肌梗死、高血压，甚至昏迷。血尿酸沉积于内皮下，引起毛细血管基底膜增厚，特别是关节、肾脏、视网膜、心肌、神经等，分别为痛风性肾病、痛风性心脏病和痛风性关节炎的病理基础。此外，还可导致大血管病变，造成心脑血管疾病。糖类、脂肪、蛋白质代谢紊乱，尤其是血甘油三酯升高、高密度脂蛋白降低，可促使动脉粥样硬化，而以上代谢紊乱常致血液呈高凝、高黏及高滞倾向而易发生血栓，加重各种并发症。

　　生活中不注意运动，或运动量不恒定、运动时间不适宜，同样会导致血尿酸过高或过低造成以上后果。不注意锻炼，抵抗力较弱会招致感染。缺乏锻炼加之多食热量过剩，可导致肥胖而使健康受到威胁。

总之，痛风患者生活不规律、血尿酸波动大，可导致各种急、慢性并发症的产生，危害健康。

痛风患者生活起居
有哪些注意事项

合理膳食、适量运动、生活规律和心理平衡被称为健康的四大基石。这四大基石更是痛风、心脑血管病防治的重要因素。生活规律这一条的实质在于保持自身的生物钟"准点"运行。

→ 要尽量做到定时

定时起床、定时进食、定时运动、定时睡眠、定时便溺、定时服药。

→ 能定量的都要定量

首先是饮食必须定量，其次是运动也要定量。

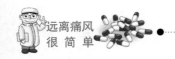
重视个人卫生

痛风患者更应重视个人卫生，经常洗澡、换衣，以防止皮肤感染。

一定要戒酒

痛风患者是要严禁饮酒的，痛风患者本身存在脂质代谢紊乱、血脂较高，饮酒会加重这种损害。

重视生活起居因素

痛风患者容易合并发生心脑血管病，而诱发心脑血管病的生活因素有剧烈运动、急走、情绪剧烈波动、饮食过饱、用力排尿（如伴有前列腺肥大的患者）、用力排便、寒冷、快速起床、后仰脖子、猛然回头、睡眠偏晚、性生活高度亢奋等，要尽量避免上述生活起居因素。

痛风患者需要戒烟吗

吸烟的种种危害几乎是人人皆知，此处不再一一列举。戒烟可保护心脏和血管的功能，消除高血压，防止患支气管炎、肺气肿、肠胃病，尤其是能减少肺癌的发生。杜绝吸烟不但能保护自己的身体健康，又能避免危害他人。明智的健康人都已远离香烟，痛风患者也应当与香烟断绝关系。目前虽然没有直接的证据表明吸烟可使血中尿酸升高，或者引起痛风关节炎的急性发作，但吸烟作为心血管疾病的危险因素之一，已确定无疑，而痛风也是心血管疾病的危险因素，两种危险因素并存时，其威胁性大大增加。所以，即使吸烟不会使血尿酸增高，痛风患者也应当坚决戒烟。

痛风患者怎样保护好自己的脚

痛风足对痛风患者威胁很大，稍有不慎即可造成感染，尤其是关节畸形的痛风患者要做好脚的保护，以免发生感染，引发关节疼痛和畸形。平时需注意以下几个问题。

→ 每天检查足部

痛风患者每日需自己检查一遍足部，看看是否有微小的伤害或感染，尤其要注意有无水疱、皮裂及损伤、鸡眼等，

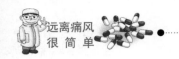

又要注意皮肤有无红、肿、热、痛等，如有则提示有感染。

→ 每晚洗脚 1 次

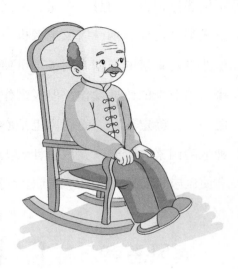

每晚用温水（不超过40℃）洗脚，避免使用肥皂，浸泡不要超过 10 分钟，洗后用柔软而吸水性强的毛巾将脚擦干，特别要擦干趾缝间。鞋袜要保持干燥。

→ 禁止赤脚行走

痛风患者应该特别注意对足的保护，而赤脚行走容易发生足损伤，特别是有神经病变时，局部感觉迟钝易发生意外伤害或摩擦伤，发生损伤而又不知不觉，若无每日检查足部的习惯，就易合并感染，加重对足的损害。

→ 慎用外用药

禁止在足部使用碘酒消毒或腐蚀性药物处理鸡眼或脚茧，以免造成损害和溃疡。

→ 防止足部烫伤

痛风患者合并神经病变时，足部感觉迟钝，接触热源时易造成烫伤而易并发感染，不易愈合，有时候后果很严重，故禁止用热水袋暖脚，也不要用其他热源，而且要避免在阳光下暴晒。

→ 改善血液循环

为了改善下肢及足部血液循环，平时可进行适当的运动，按摩，口服活血化瘀药物等。

→ 预防和治疗感染

足部发生任何微小的伤害都要及时处理和治疗，必要时用抗生素预防感染。要预防治疗脚癣，脚癣是由真菌引起的，可因皮损而合并感染造成不良后果，治疗时要坚持用药，尽量把真菌全部消灭，并适当延长用药时间以预防复发，症状好转后要预防用药，坚持每周涂药 1 ~ 2 次。

→ 选择合适的鞋袜

鞋袜要质地柔软，舒适，大小合适。

痛风患者如何进行性生活

痛风是一种由于血尿酸过高并且沉积在组织上的疾病，95%～97%的患者是男性。值得注意的是纵欲和饮酒会诱发痛风。

痛风以及高尿酸血症对男性的性功能无不良影响，痛风患者是有正常的性功能和生育能力的，但是当痛风性关节炎发展到关节畸形的时候，会给性生活带来不便。

如果患者有泌尿系统痛风石，导致尿路堵塞，尿流不畅，易引起尿路感染，性生活是这种感染的诱因之一。若发展至肾功能不全，对性功能就有影响了。

有痛风史的男性，如果纵欲过度，痛风发作次数频繁，加重病情的现象比较常见。所以痛风患者在坚持药物治疗、控制饮食、控制饮酒的同时还应适当节制性生活。

痛风患者要节制过频的性生活。中年男子一般以每周不超过1次为度。如果病情已发展至有关节畸形、肿痛，应采取女上男下位的性交姿势以保护关节，避免其承受重压，否则会造成关节损伤。合并尿路结石的患者，应注意避免尿路感染。当患者有明显的肾功能损害时则不宜进行性生活。

看病时如何与

医 生 进行交流

痛风患者年龄一般偏大，可能会存在某些焦虑、抑郁的心态，部分患者还会出现情绪化波动。在与医生交流时，由于老年人听力偏差，常对医生的询问存在猜疑、不解甚至有对立或对抗情绪。

→ 学会静听

医生对患者的病情要全面了解，必须要仔细询问病情。患者要静听医生问什么，理解了就针对性

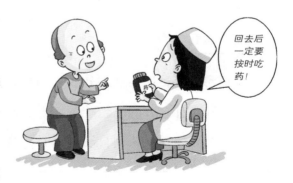

回答；有时不理解，可以反问一下医生，了解清楚了再回答。一定要耐心地静听，不要急于回答或急于解释，更不能在自我理解有限时，要求医生自己去看病历。如患者因听力不佳

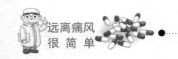

或有耳聋时，要跟医生讲清楚，不能猜想，更不能答非所问。

→ **尊重医生**

医生在向患者询问病史或交流时，当有不理解或理解不透患者讲话的意思，可能会追问或者反问几句时，患者要十分尊重医生的话语，不要曲解医生是不相信自己或者有意跟自己做对，不愿意多讲或不想讲清某些病情。一定要克服这些不良情绪。要充分认识到医生的职业就是救死扶伤、治病救人，医生是诚心诚意设法解决患者疾苦的。患者只有主动配合医生的询问、体检与辅助检查，医生才会全面分析研究病况，做出正确的诊断和实施最佳的治疗方案。

→ **充分理解**

门诊患者多，医生相对较少，当患者挂到号去门诊需要待诊，患者要有充分的思想准备。不要预想挂到号就可以马上到医生处看病。在轮到自己看病时，希望在时间上要求十分充足或长时间地与医生做交流讨论病情，是难以满足的。当前，一个医生在门诊工作半天时间（4小时）内要看几十个患者，工作量大，工作环境欠佳，没有办法延长对每一个患者的就诊时间。为此，患者要充分理解医生的门诊工作状态与交流的有限时间，积极给予配合与理解。

对于已经明确诊断的慢性痛风老年患者，可以到地区医院或全科医学中心复诊，完全可以做好病情的复诊与管理，在一定程度上比大医院看病更方便，随访更便捷。

→ 提高对医嘱的顺从性

医生对一个痛风患者全面主诊后，会做出一系列的检查，包括实验室检查，如血尿常规、血尿酸、病变关节摄片等。根据病史、体检与实验室检查给出一个诊断意见，然后开出处方，给患者配药。主诊医生会具体与患者交流，包括药名、药物服用方法、每天服药的次数，每次的片数、服药时间及服药可能会出现的不良反应。由于各个患者的病情不同，用药种类、用药剂量也不相同。对于每位痛风患者，应该严格按医生的医嘱执行，提高对医嘱的顺从性，这有利于疾病的治疗与康复。但是有些患者不太执行医嘱或只有部分执行医嘱，直接影响了治疗效果。如确实存在对医生的医嘱不理解或确实不能执行，要及时与医生交流，医生会根据患者的情况做一些更改或微调。在服药过程中，如果有疑问可直接致电医院药房联系处理。

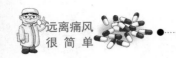

痛风患者怎样**安排**自己的工作

痛风患者能胜任日常工作这是肯定的，但这指的是无严重并发症时的情况，如果已有了痛风性肾病，肾功能发生严重障碍，那就另当别论了。

→ 不适宜的工作

痛风患者不易做长期紧张的、劳动强度过大的、易发生危险的工作，如汽车司机、与机械打交道的工种等。以汽车司机为例，工作时注意力要高度集中，一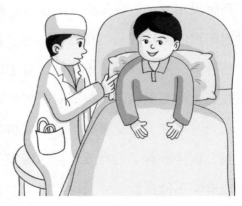日三餐很难定时定量，工作强度很难稳定在一定水平，这些都给治疗带来一定的困难。长期紧张或精神高度集中，会增加体内儿茶酚胺、生长激素、糖皮质激素等的分泌，使血尿酸升高，长期高血尿酸会导致各种急慢性并发症。

→ 不主张长期休息

　　除了急性发作期外，一般的痛风患者完全可以正常地生活和工作，不必有顾虑。持之以恒的适度工作和家务劳动，不仅不会加重病情，甚至还可以成为运动疗法的一种形式，达到一定的治疗作用；不但可以增强周围组织对尿酸的敏感性，增强血尿酸的利用，还可使自己融入社会，保持正常心态和身心健康。合理治疗是正常工作的基础。积极配合医生，合理用药，合理安排饮食，合理运动，痛风患者的体力可以增强，精力能够保持充沛，也有利于病情的治疗。

···第四章

中医
治疗痛风

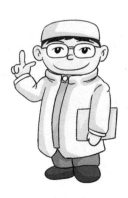

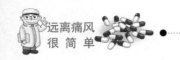

中医是怎样认识痛风的

　　痛风属于中医"痹证"的范畴，与痛风发病密切相关的尿酸偏高属于中医"湿浊"的范畴。传统医学认为，痹证是人体营卫失调，感受风、寒、湿、热之气，合而为痹，或日久正虚，内生痰浊、瘀血、毒热，正邪相持，使经络、肌肤、血脉、筋骨，乃至脏腑的气血痹阻，失于濡养，而出现肢体疼痛、肿胀、酸楚、麻木、变形、僵直及活动受限等症状。

　　传统医学认为，痛风是由于人体禀赋不足，阴阳失调，气血失和，血中有热，污浊凝涩，复受风寒湿热之邪外侵，湿热蕴结，内外合邪，痹阻肢体经络关节而成。其临床症状，主要以蹈趾及跖趾关节，突于夜间红肿热痛，如虎啮样疼痛，或伴有恶寒发热等症状为主。日久不愈，可不定期反复发作，出现痰核结节，伴有关节肿大、僵硬、畸形，甚至可见小便浑浊、砂淋、血尿、尿少水肿、恶心呕吐、癃闭、关格等危重证候。

　　调查研究表明，痛风患者占全部痹病患者的 41%。30 岁以后发病率明显增高，这是因为 30 岁以上的人，多因工作、生活压力大，超负荷忙碌，而这一点也恰与痛风的治疗过程中所体现出的病症因素相吻合。但是，痛风的患病高峰并不是 30 岁，而是 40 ～ 70 岁。这说明随着年龄的增长，尤其是 40 岁以后，三阳脉衰，阳气竭于上，人体各组织器官的代谢过程减缓，功能活动下降，气血不足，抵抗力减弱，对外界环境变化的忍受、应激和适应能力降低，故而气血亏虚是40 ～ 70 岁人群痛风患病率居高不下的主要原因。

治疗痛风的常用
中药有哪些

根据中药的性、味、归经及辨证施治，治疗痛风的中药有清热除湿、祛风散寒、活血通络止痛、补肾养肝益精、健脾利湿散结、益气养血补阴等功效。

→ 清热除湿

土茯苓、忍冬藤、生石膏、栀子、黄芩、黄连、大黄、穿山龙、羚羊角、前胡、生地黄、金银花、连翘、紫花地丁、

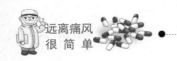

蒲公英、黄柏、柴胡、大青叶、络石藤、巴山虎、路路通。

→ 祛风散寒

羌活、桂枝、麻黄、防风、五加皮、苍耳子、细辛、附子、川乌、伸筋草、肉桂、巴戟天。

→ 活血通络止痛

独活、威灵仙、鸡血藤、草乌、防己、海桐皮、姜黄、秦艽、桑枝、徐长卿、千年健、透骨草、淫羊藿、雷公藤、松节、豨莶草、蚕沙、露蜂房。

→ 补肾养肝益精

地龙、海风藤、白花蛇、全蝎、蜈蚣、川芎、延胡索、赤芍、川牛膝、青风藤、丹参、红花、莪术、乳香、没药、木瓜、牡丹皮、续断、郁金、乌梢蛇。

→ 健脾利湿散结

桑寄生、杜仲、狗脊、何首乌、女贞子、鹿茸、冬虫夏草。

→ 益气养血滋阴

茯苓、苍术、甘草、薏苡仁、白术、萆薢、天南星、白芥子、黄芪、当归、黄精、白芍、天冬、青蒿、石斛。

中医如何**辨证**
论治痛风性关节炎

→ 湿热壅盛型

症见关节剧痛突然发作,且多在夜间发作,关节红、肿、热、痛,痛不可触,得冷则舒,可有发热,大便秘结,小便黄赤,舌红,苔黄腻,脉弦数或滑数。

分析:素体湿热偏盛,或因于饮食失节,嗜酒恣饮,过食肥甘,以致湿热内生;湿热之邪流注肢体关节,痹阻气血而出现肢节红肿热痛;便秘、尿赤、苔黄腻,脉数均为湿热之象。

治法:清热利湿,宣痹通络。

方药:四妙丸加味。苍术 10 克,黄柏 20 克,薏苡仁 20

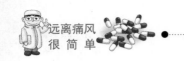
克，川牛膝 15 克，忍冬藤 30 克，嫩桑枝 12 克，晚蚕沙 10 克，宣木瓜 15 克。

加减：热盛者，加知母、生石膏、栀子，以清热；湿重者，加车前草、汉防己，以增利水之力；关节痛甚者，加延胡索、全蝎、蜈蚣，以活血止痛。

用法：每日 1 剂。水煎分 3 次服。

→ 风寒湿盛型

症见关节肿痛，屈伸不利，或见皮下结节或痛风石。风邪偏胜则关节游走疼痛或恶风发热等；寒邪偏胜则关节冷痛剧烈，痛有定处；湿邪偏盛者，肢体关节疼痛，肌肤麻木不仁；舌苔薄白或白腻，脉弦紧或濡缓。

分析：久病不愈，正气亏虚，阳气不足，卫外不固，风寒湿邪乘虚侵入人体经脉，留着于肢体、筋骨、关节之间，闭阻不通，发于关节肿痛、屈伸不利；寒凝则血瘀，脾气虚则聚湿生痰，痰浊、瘀血闭阻经络则见皮下结节或痛风石；苔白、脉弦紧或濡缓为寒湿偏盛之象。

治法：祛风散寒，除湿通络。

方药：薏苡仁汤加味。羌活 15 克，独活 15 克，防风 12 克，苍术 12 克，当归 9 克，桂枝 10 克，麻黄 6 克，薏苡仁 30 克，制川乌 6 克，生姜 6 克，甘草 6 克。

加减：上肢疼痛严重者，加姜黄、威灵仙；下肢疼痛严重者，加牛膝、木瓜；皮下结节者，加天南星、炮穿山甲。

用法：每日 1 剂，水煎分 3 次服。

→ 瘀血阻络型

症见关节持续疼痛，夜间尤甚，痛不可近，局部肿胀，可见畸形，关节僵硬，活动不利，面色黧滞，舌紫暗，苔薄白，脉弦涩。

分析：病情缠绵，经久不愈，浊毒入络，碍于血运；或劳伤关节、血气瘀滞，阻塞络脉；瘀血痹阻于肢体络脉关节，发为关节疼痛；面色黧滞，舌质暗，脉弦涩为血瘀之象。

治法：活血祛瘀，利湿通络。

方药：活血汤加味。当归 15 克，赤芍 15 克，红花 10 克，牡丹皮 12 克，川芎 9 克，泽泻 12 克，郁金 9 克，木通 12 克，秦艽 9 克，威灵仙 15 克，防己 12 克，木瓜 15 克，路路通 12 克，臭梧桐 10 克。

加减：上肢疼痛严重者，加桂枝领行于上；下肢剧痛者，加牛膝引药下行；剧痛难寐者，加延胡索、乳香、蒲黄、荜茇，以助活血止痛。

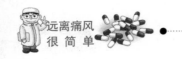

用法：每日 1 剂，水煎分 3 次服。

→ 痰瘀互结型

症见皮下硬结，触之不痛，皮色不变，或溃破形成瘘管，舌质暗红有瘀斑，苔厚腻，脉沉滑。

分析：湿热聚而生痰，痰凝则影响气血流通，痰瘀互结形成痰核，故见皮下硬结；痰浊甚者，局部皮色不变；舌暗红有瘀斑，苔腻，脉滑为痰瘀互结之象。

治法：消痰散结，活血化瘀。

方药：消痰汤加减。昆布 15 克，海藻 15 克，白芥子 10 克，浙贝母 10 克，山慈姑 9 克，玄参 15 克，天南星 10 克，茯苓 15 克，半夏 10 克，党参 10 克，穿山甲 10 克。

加减：血瘀明显者，加丹参、红花；痰核破溃者，加黄芪。

用法：每日 1 剂，水煎分 3 次服。

→ 膀胱湿热型

症见尿中时夹砂石，小便困难，尿频，尿急，尿道涩痛，腰腹绞痛，甚则尿血，舌红，苔黄，脉数。

分析：湿热之邪化火灼阴，煎耗尿液，日积月累，结为砂石，发为石淋，影响膀胱气化功能而见尿频、尿急，小便短涩，以及热伤血络等症候。

治法：清热利湿，通淋排石。

方药：石韦散加减。石韦 10 克，瞿麦 10 克，滑石 15 克，车前子 15 克，萹蓄 10 克，黄柏 10 克，冬葵子 10 克，海金沙 10 克，乌药 6 克。

加减：尿血者，加白茅根、小蓟，以清热利尿，凉血止血；腰腹绞痛者，加延胡索、白芍，以理气缓急止痛。

用法：每日 1 剂，水煎分 3 次服。

→ 脾肾阳虚型

症见气短乏力，纳呆呕恶，腹胀便溏，腰膝痿软，畏寒肢冷，面部、下肢水肿，面色白，舌淡胖，苔薄白，脉沉细无力。

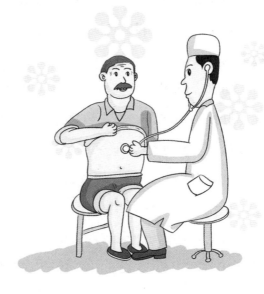

分析：脾气虚弱，日久伤阳，或湿郁损伤阳气，或

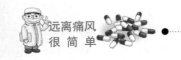
石淋久治不愈，耗伤肾气，均可导致肾脾阳虚，出现相关病证。

治法：健脾温肾。

方药：附子汤加减。党参12克，白术10克，茯苓15克，黄芪10克，制附子9克，肉桂3克，菟丝子15克，泽泻10克，车前子15克，巴戟天10克。

加减：呕恶甚者，加半夏、生姜；气虚水肿明显者，重用黄芪，加防己。

用法：每日1剂，水煎分3次服。

气血两虚型

症见倦怠乏力，短气自汗，食少便溏，多痰或饭后腹胀，面色苍白，指甲、目眦色淡，头晕心悸，舌淡，苔根部黄腻，脉细弱。

分析：痛风反复发作，日久气血两虚，故见上述脾肺气虚，肝血不足之证；脾主运化，其职不行，则蕴湿酿痰，食后腹胀；甚则胸闷气短；舌根部主下焦，黄腻之苔见于此处，乃下焦湿热之证。

治法：行气养血为主。

方药：圣愈汤加减。黄芪30克，党参15克，熟地黄12克，当归10克，山药15克，白术10克，川芎10克，白芍12克。

加减：夹风湿者，可酌加羌活、防风、豨莶草、桑枝之类，但不可纯以风治，否则反燥其血，终不能愈；夹湿热者，加酒炒黄柏；夹痰浊者，加制胆南星、姜汁；病久肾阴不足者，加龟板、肉苁蓉、怀牛膝。

用法：每日 1 剂，水煎分 3 次服。

痛风发作期
如何用中药治疗

→ 四妙丸

【组成】苍术、牛膝、黄柏（盐炒）、薏苡仁等。

【用法】水丸，每 15 粒重 1 克。每次 6 克，每日 2 次，温开水送服。

【功效】清热利湿。用于湿热下注，足膝红肿，筋骨疼痛。

→ 散风活络丸

【组成】牛黄、冰片、乌梢蛇、草乌、附子、威灵仙、麻黄等。

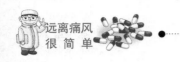
【用法】每次 15 丸，每日 1 ～ 2 次，温开水送服。

【功效】舒筋活络，祛风除湿。用于风寒湿痹引起的中风瘫痪、口眼歪斜、半身不遂、腰腿疼痛、手足麻木、筋脉拘挛、行步艰难。孕妇忌服。

当归拈痛丸

【组成】当归、葛根、党参、苍术（炒）、升麻、苦参、泽泻、白术（炒）、防风、羌活等。

【用法】灰褐色的水丸。每次 9 克，每日 2 次，口服。

【功效】祛风止痛，清热利湿，益气养血。用于痛风急性发作期。

白虎加桂枝汤

【组成】生石膏、知母、桂枝、粳米、甘草等。

【用法】每日 1 剂，水煎服。

【功效】此方有清热通络和祛风除湿止痛的效果，可缓解关节炎症。

加味知柏地黄汤

【组成】熟地黄、黄芪、山药、茯苓、赤芍、泽泻、车前子、牡丹皮、山茱萸、黄柏、金钱草、牛膝、知母等。

【用法】每日 1 剂，水煎分 2 次服，10 日为 1 个疗程。

【功效】清热利湿，凉血散瘀，通络止痛。

→ 越婢加术汤

【组成】麻黄、石膏、生姜、甘草、白术、大枣等。

【用法】上药 6 味，以水 1200 毫升先煮麻黄，去上沫，纳诸药，煮取 600 毫升，分 3 次温服。

【功效】疏风泄热，发汗利水。用于一身面目水肿，发热恶风，小便不利，苔白，脉沉者。

→ 加味祛风汤

【组成】防己、赤小豆、杏仁、滑石、连翘、地龙、栀子、薏苡仁、半夏、蚕沙等。

【用法】每日 1 剂，水煎分 3 次服，3 日为 1 个疗程。

【功效】清热利湿，通经活络止痛。服药期间戒酒、忌食辛辣食物及动物内脏等。

→ 痛风汤

【组成】山茱萸、女贞子、菟丝子、防己、忍冬藤、黄柏、

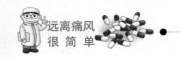

海桐皮、桑枝、生石膏等。

【用法】每日 1 剂，水煎分 2 次服，10 日为 1 个疗程，共服 3 个疗程。

【功效】治疗关节红肿，适用于急性期肿痛剧烈者。

> **四妙散和五味消毒加减**

【组成】黄柏、黄芩、栀子、茵陈、苍术、薏苡仁、茯苓、蒲公英、紫花地丁、天葵、威灵仙、络石藤、赤芍、金银花等。

【用法】水煎服，每日 1 剂，并随症加减。

【功效】清热解毒利湿，通经活络止痛。用于关节红、肿、热、痛，口干舌燥，面红目赤，大便干结，小便黄赤，舌红，苔黄腻，脉滑数或弦数者。

痛风*间歇*期如何
用中药治疗

> **独活寄生丸**

【组成】独活、桑寄生、杜仲、牛膝、秦艽、茯苓、肉桂、防风、党参、当归、川芎等。

【用法】蜜丸剂，每丸9克。每次9克，每日2次，温开水冲服。

【功效】祛风湿，散寒邪，养肝肾，补气血，止痹痛。用于肝肾两亏、气血不足之风湿久痹、腰膝冷痛、关节不利等。

→ 舒经活血丸

【组成】土鳖虫、骨碎补、熟地黄、栀子、桂枝、乳香、当归、红花、桃仁、牛膝、续断、白芷、赤芍、三七、大黄、冰片等。

【用法】每次1丸，每日3次，温开水送服。

【功效】活血化瘀，通络止痛。用于血瘀痰阻型痛风。

→ 八珍丸

【组成】乳香、没药、代赭石、穿山甲、川乌、草乌等。

【用法】每次1丸，每日3次，温开水送服。

【功效】活血通络，祛风止痛。用于血瘀痰阻型痛风。

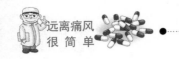

四妙散

【组成】威灵仙、羊角灰、白芥子、苍耳子。

【用法】每次 3 克，每日 3 次，姜汁送服。

【功效】化痰通络，理气止痛。用于血瘀痰阻型痛风。

四妙散和四君子汤

【组成】黄芪、党参、茯苓、薏苡仁、白术、防风、厚朴、陈皮、桑寄生、牛膝等。

【用法】水煎服，每日 1 剂。

【功效】益气活血，利湿通络。用于关节疼痛停止，疲倦乏力，少气懒言，四肢困重，舌红苔白腻，脉沉细者。

九藤酒

【组成】青藤、钩藤、红藤、丁公藤、桑络藤、菟丝藤、天仙藤、阴地藤等泡酒。

【用法】每次 9 毫升，每日 3 次，直接饮用。

【功效】祛风清热，除湿通络。用于湿热瘀阻型痛风。

痛风**慢性期**如何
用中药治疗

→ 运脾渗湿汤加减

【组成】白术、川牛膝、石韦、猪苓、滑石、桃仁、瞿麦、车前子（包煎）、熟大黄等。

【用法】水煎服，每日1剂，每日2次。

【功效】健脾祛湿，泄浊通络。

→ 三痹汤加减

【组成】人参、白术、炙甘草、五味子、当归、茯苓、熟地黄、怀牛膝、川续断等。

【用法】水煎服，每日1剂，每日2次。

【功效】补气养血，疏经通络。用于关节炎症状和体征已经消失但血尿酸仍增高，神疲乏力，反复感冒，舌淡苔白，脉细弱或濡弱者。

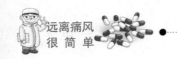
→ 疏肝解郁汤加减

【组成】柴胡、
红花、枳实、木香、
香附、郁金、牡丹皮、
木瓜、夏枯草、玄参。

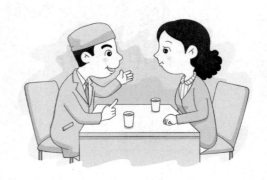

【用法】水煎服，
每日1剂，每日2次。

【功效】疏肝泻热，健脾祛湿。

→ 二陈汤

【组成】陈皮或橘皮、半夏、茯苓、炙甘草。

【用法】水煎服，每日1剂，每日2次。

【功效】燥湿化痰，理气和中。

→ 黄芪桂枝五物汤

【组成】黄芪、芍药、桂枝、生姜、大枣。

【用法】水煎服，每日1剂，每日2次。

【功效】益气温经，和血通痹。用于治疗血痹。

→ 独活寄生汤加减

【组成】独活、桑寄生、防风、川芎、秦艽、当归、生地黄、白芍、杜仲、川牛膝。

【用法】水煎服，每日 1 剂，每日 2 次。

【功效】益气温经，和血通痹。

→ 参苓白术散

【组成】莲子肉、薏苡仁、砂仁、桔梗、白扁豆、茯苓、人参、甘草。

【用法】口服，每次 6 ~ 9 克，每日 2 ~ 3 次。

【功效】益气健脾，渗湿止泻。用于脾虚肥胖的痛风患者。

痛风并发糖尿病

常用哪些中药治疗

→ 加味增液白虎汤

【组成】生石膏 10 克，知母 10 克，生地黄 10 克，玄参

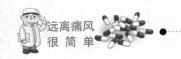

10 克，麦冬 10 克，山药 10 克，天花粉 15 克，地骨皮 12 克，桑白皮 12 克，黄连 9 克，太子参 12 克，黄精 12 克，丹参 12 克，赤芍 12 克。

【用法】水煎内服，每日 1 剂。

【功效】健脾益气，养阴清热，通脉和营。

【解析】方中生石膏、知母可解阳明燥热；生地黄、玄参、麦冬、天花粉养阴生津清热，桑白皮清肺肃肺以清上源，黄连清泻胃火，苦寒坚阴；太子参、黄精、山药养阴益气，健脾化精；糖尿病易并发心脑血管病变，故合丹参、赤芍活血化瘀通脉。现代药理研究证明，方中生地黄、黄精、山药、地骨皮、桑白皮皆有显著的降血糖作用。研究结果表明，该方对小鼠四氧嘧啶性糖尿病和抗胰岛素血清性糖尿病的酮体有抑制作用。

【加减】①胃肠结热者，大便干，小便数，舌红苔黄，脉数有力者，加大黄、苦瓜粉泻热通腑；②湿热困脾者，胸脘胀满，渴不多饮，四肢沉重，舌红苔腻，脉滑数者，加苍术、藿香、佩兰清利湿热；③肝郁化热者，胸胁苦满，郁怒口苦，舌略红苔薄黄，脉弦者，加四逆散，并用黄芩、牡丹皮、栀子疏肝理气，清热泻火；④燥热伤阴者，口咽干燥，便干多饮，舌红苔燥，或舌起裂纹，脉细数为燥热内结，阴津大伤者，加增液承气汤养阴生津泻热；⑤气阴两虚，经脉失养者，除见一般气虚阴虚症状外，肢体疲软，不耐劳作症状突出，易太子参为西洋参（兑入）、生黄芪益气生津。

→ 益气养阴汤

【组成】黄芪 18 克，太子参 12 克，麦冬 12 克，生地黄 12 克，五味子 12 克，僵蚕 10 克，地龙 10 克，赤芍 12 克，白芍 12 克，当归 12 克，桃仁 10 克，红花 10 克，川芎 10 克。

【用法】水煎内服，每日 1 剂。

【功效】益气养阴，活血通脉。

【解析】方中生脉散加生地黄益气养阴，补阳还五汤益气活血通脉，加僵蚕化痰散结。现代药理研究证明，其有较好的降糖作用。方中黄芪宜生用，最大量可用至 120 克以上，对降血糖有较好的效果。

【加减】①胸痹心痛者，加丹参、降香以活血理气止痛；②足疼痛麻木者，加秦艽、桑枝、羌活以通络止痛；③头晕目眩、视力减退者，加服杞菊地黄丸、石斛夜光丸，以滋肝调肝明目；④眼底出血者，加三七粉、侧柏叶、墨旱莲，以活血凉血止血；⑤以肾虚性功能减退为主症者，可配合五味子衍宗丸，或加紫梢花、黄精、淫羊藿，以滋补肾元。

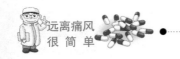
→ 加味核桃承气汤

【组成】大黄6～12克，桃仁9～12克，桂枝6～12克，玄明粉3～6克，甘草3～6克，玄参12～15克，生（熟）地黄12～15克，麦冬12克，黄芪30～45克。

【用法】水煎内服，每日1剂，每剂煎2次，药汁混匀约400毫升。2～3次分服，于餐后2小时服用。

【功效】益气养阴，活血化瘀，润肠通下。

【解析】本方适合2型糖尿病患者。针对糖尿病的基本病机——气血两阴、瘀血阻滞，选用黄芪、生地黄、麦冬、玄参补益气血、生津润燥；桃仁、桂枝活血化瘀，大黄既活血化瘀助桃仁、桂枝之力，又泻火通便以解因"消渴"病之阴液亏损、燥热内结所致的便秘，玄明粉加强后者之力；甘草调和诸药。上述诸药协同，而起降低血糖之效。动物实验表明，加味桃核承气汤能降低糖尿病及正常大鼠的空腹血糖浓度，促进胰岛B细胞分泌内源性胰岛素，抑制胰及胰外组织分泌胰高血糖素，对胰岛内分泌细胞有一定的修复功能及增加胰岛B细胞的分泌颗粒，刺激肝糖原的合成，抑制肝糖原的分解。因此认为，加味桃核承气汤的作用机制是"益气养阴、活血化瘀、润肠通下"的协同作用。

【加减】①血瘀较甚者，可加水土散（水蛭10克，土鳖虫 10 克）或改用五虫汤（僵蚕 10 克，水蛭 10 克，土鳖虫 10 克，地龙 10 克，蝉蜕 10 克）活血逐瘀；②气短心悸、胸痹心痛频发者，加丹参饮以行气活血；③肾功能不全者，加牡蛎、石韦以通腑降浊；④脑血栓形成偏瘫者，加地龙、水蛭以活血逐瘀通络；⑤痰阻血瘀、心阳不振而致糖尿病性心脏病者，加瓜蒌、枳实、川厚朴、降香、红花、赤芍等，以理气宽胸，活血化瘀。

痛风并发高血脂症
常用哪些中药治疗

→ 茵陈五苓散

【组成】茵陈 40 克，泽泻 6 克，茯苓 4 克，猪苓 4 克，白术 4 克，桂枝 4 克。

【用法】水煎，每日 1 剂，分 3 次服用，30 日为 1 个疗程。

【功效】健脾燥湿，温阳利水。

【解析】茵陈五苓散组方特点：一是清利为主，温化为辅。该方是以清利湿热的茵陈为主药，配合泽泻、猪苓、茯苓利

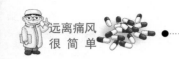

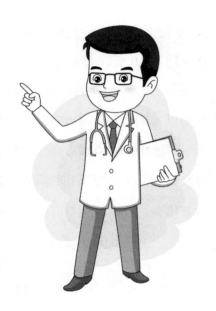

水湿，白术甘温健脾燥湿，桂枝辛温通阳、化气行水。二是主治血分，兼治气分。方中茵陈能入血分，具有清利湿热的作用。五苓散则三焦共治，利湿行水。临床试验研究证实，茵陈五苓散的组方特点与高脂蛋白血症的病机相符，故能够发挥其调整脂质代谢的作用。此外，还有较好的抗氧化作用，从而对预防动脉粥样硬化亦有一定的作用。

【加减】①胃热腑实者，加大黄、厚朴、枳实、黄芩、芒硝等清里通泻；②肝郁化火者加菊花、决明子、栀子、黄芩等清肝泻火；③肾阴虚者，加何首乌、菟丝子、女贞子、淫羊藿等补肾滋阴；④气滞血瘀者，加丹参、川芎、红花、郁金等活血理气。

→ 活血降脂汤

【组成】淫羊藿 15 克，泽泻 15 克，姜黄 15 克，水蛭

10 克，大黄 10 克，三七粉 6 克，山楂 15 克。

【用法】水煎服，每日 1 剂。

【功效】祛湿化痰，活瘀通络。

【解析】高血脂症是以痰浊、水湿、血瘀、郁滞为基础，据此病理改变，经临床实践精选泽泻等 6 味中药组成活血降脂汤，祛湿化痰，活瘀通络。实验表明，本方能降低血黏度、改善微循环、降低胆固醇和甘油三酯；并有升高高密度脂蛋白的作用。临床观察本方不仅有显著的降脂作用，而且有改善血液流变作用，且无不良反应，是临床较为理想的药物。

【加减】①血脂高而烦躁易怒，面红目赤，口干舌燥，尿黄便干，舌苔黄腻，脉弦，多并发高血压，加龙胆泻肝汤以清肝泻火；②如体倦乏力，腰酸腿软，腹胀纳呆，耳鸣眼花，舌红苔薄，脉沉细，宜加何首乌、菟丝子、女贞子、淫羊藿、黑芝麻、泽泻等滋阴补肾。

→ 参乌降脂饮

【组成】生何首乌 30 克，泽泻 15 克，柴胡 10 克，大黄（后下）3 克，红参粉（分冲）3 克，水蛭粉（分冲）2 克，三七粉（分冲）3 克。

【用法】水煎服，每日 1 剂。

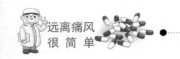

【功效】疏肝健脾，滋养肾阴，化痰行瘀，通腑泻浊。

【解析】方中柴胡疏肝，红参健脾益气，何首乌滋养肾阴，泽泻祛痰湿，水蛭、三七粉活血破瘀，大黄通腑泻浊。药理研究表明，人参有调节胆固醇代谢，抑制高胆固醇血症的作用；何首乌能促进肠腔内胆固醇的水解和游离胆固醇的再酯化，并竞争胆固醇的位置，影响胆固醇与肠黏膜接触，以妨碍其吸收；泽泻有阻止脂类在血清内滞留或渗透到血管内壁的作用，并促进胆固醇的运输或清除；柴胡含有亚油酸，能促进胆固醇的运输或代谢；大黄泻下有利于脂类的排泄；三七粉扩张血管；水蛭抗凝，且有防治冠心病和脑血管病的作用。

【加减】①血瘀明显者，出现胸痛、胸闷，痛处固定，舌紫暗或有瘀斑，脉弦，加丹参、川芎、郁金，以增活血理气之效。②痰湿重者，身重困倦，舌苔白腻，脉濡，加厚朴、茯苓、半夏、陈皮，以健脾燥湿。③肝火甚者，面红目赤，烦躁易怒，加龙胆草以清肝泻火。

痛风并发冠心病
常用哪些中药治疗

→ 血府逐瘀汤

【组成】桃仁 10 克，
红花 9 克，橘络 10 克，佛
手 10 克，枳壳 10 克，生地
黄 10 克，丹参 12 克，当归
10 克，赤芍 10 克，益母草
12 克，川芎 10 克，三七 6 克。

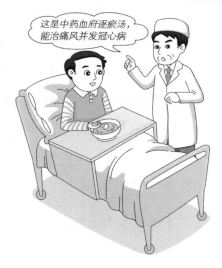

这是中药血府逐瘀汤，能治痛风并发冠心病

【用法】水煎服，每日
1 剂，连服 2 周。

【功效】活血通脉。该方专为胸中血瘀而设。方中以
桃仁、红花活血祛瘀为君药；丹参、当归、赤芍、益母草、
三七辅助君药增强活血化瘀之力，诸药物有一定的扩张冠状
动脉，增加冠状动脉流量的作用，对血小板的黏附聚集及血
液黏度、红细胞聚集性均有一定的抑制和降低作用；橘络、

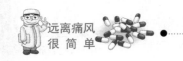

佛手、枳壳疏肝理气通络，调达气机，配生地黄凉血活血，清心除烦，与当归相伍，有养血润燥，祛瘀不伤血之妙，增加冠状动脉血流量，降低冠状动脉阻力，提高耐缺氧能力。诸药合用，共奏活血祛瘀，通络止痛之功效。

【加减】①疼痛较剧，腹中有癥瘕痞块者，加三棱、莪术、炮甲珠、土鳖虫、延胡索等，以破血止痛，软坚散结；②阴寒凝滞，胸痛剧、身寒肢冷、喘息不得平卧、脉沉紧者，可加熟附片、肉桂、细辛，以温经通络；③气虚明显，气短乏力、肢倦、头晕、神疲、自汗者，加党参、黄芪等，以加强益气活血之力；④痰浊阻滞，胸痛伴有咳吐痰涎者，加瓜蒌、薤白、竹茹，以宽胸行气，除湿化痰。

→ 复心汤

【组成】太子参 12 克，炙黄芪 30 克，当归 12 克，赤芍 10 克，郁金 12 克，丹参 15 克，桂枝 6 克，地龙 6 克，何首乌 16 克，黄精 20 克，薤白 6 克。

【用法】水煎服，每日 1 剂，连服 2 周。

【功效】益气活血，理气止痛。

【解析】复心汤以中医理论为依据，结合现代药理实验而立方，方中太子参、炙黄芪补血行气，取其"气为血帅"

之意，现代药理研究证实其可增加心脏收缩功能；当归、赤芍、丹参、地龙、薤白可振奋胸阳，温经止痛；何首乌、黄精补气益血，濡养肝肾，研究结果表明，有降低胆固醇和软化血管的作用；郁金疏肝解郁，行气化滞，可调节情绪波动的频率和幅度，因此对于因情绪波动引起的心绞痛发作有预防作用。诸药合用，共奏益气活血，扩冠止痛，软化血管之功效，从而改善心肌缺血、缺氧的病理状态。

【加减】①气虚甚者，出现头晕、神疲、气短乏力，加人参以大补元气；②痰湿壅盛，胸痛伴咳吐痰涎，纳呆，舌苔浊腻者，加瓜蒌、半夏以除湿化痰；③血瘀甚者，胸痛彻背、背痛彻心，舌质紫暗，加红花、五灵脂，以补益气血，活血化瘀，通络止痛；④阴寒闭阻，胸痛剧，四肢厥冷，脉沉紧者，加桂枝、炙附片、檀香，以温阳祛寒；⑤肾气亏虚，出现面色白，形寒肢冷，腰膝酸软者，加山茱萸、淫羊藿，以补益肾气。

→ 调心汤

【组成】百合 30 克，乌药 10 克，丹参 30 克，郁金 10 克，瓜蒌 30 克，牡蛎 10 克，麦冬 10 克，党参 30 克，柴胡 15 克，黄芩 15 克，紫苏子 30 克，川椒 10 克，甘草 10 克，大枣 10 枚。

【用法】水煎服，每日 1 剂。

193

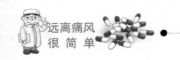
【功效】益气活血，宣阳通痹。

【解析】调心汤是在小柴胡汤的基础上加减而成，该方具有理气补气等作用。方中党参、丹参具有调解心肌代谢及心脏功能和降低心肌耗氧量的作用，而丹参有缓解冠状动脉痉挛，增加冠状动脉血流的作用。柴胡、五味子、大枣、丹参均有较强的钙拮抗作用，可解除心绞痛发作。经动态观察，本方对解除临床症状，缩短病程，消除某些西药的不良反应及改善心肌功能均有一定疗效。

【加减】①阴寒重者，出现胸闷憋气，甚则胸痛彻背，手足不温，去黄芩加附子、细辛、桂枝，以温阳祛寒，除阴霾之气；②气滞重者，出现胸闷气短，脉沉，口唇紫暗，加木香、延胡索，以理气止痛；③血瘀重者，胸闷憋痛较甚，口唇发绀，加桃仁、川芎、血竭，以活血化瘀、通络止痛；④痰浊重者，咳吐痰涎，口黏无味，舌苔厚腻，加葶苈子、半夏、薏苡仁，以健脾利湿。

痛风并发肥胖症
常用哪些中药治疗

→ 首乌白术减肥汤

【组成】何首乌 12 克，白术 12 克，桑寄生 12 克，丹参 12 克，茵陈 18 克，决明子 12 克，当归 12 克，山楂 12 克，茯苓 10 克，泽泻 10 克。

【用法】水煎服，每日 1 剂。

【功效】补肾健脾，祛湿化浊。

【解析】方中何首乌、桑寄生滋补肝肾。现代药理研究表明，何首乌可降低胆固醇，促进脂肪代谢；白术、茯苓健脾运湿；茵陈、决明子、泽泻化湿降浊，三药皆可降血脂，调整脂肪代谢；丹参、山楂活血化瘀降脂；当归活血养肝。诸药相合，共奏补益肝肾、运脾化浊之功效。

【加减】①湿热甚者，胸脘满闷，头晕沉重，四肢酸沉，舌苔黄腻，加荷叶、佩兰、藿香、赤小豆，以清利湿热；②血瘀明显者，咽干欲饮，健忘，自觉腹满，或有月经不调，舌暗红，

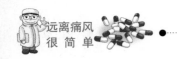

加牡丹皮、山楂，以活血化瘀；③肝火甚者，胸胁苦满，情志抑郁，或咽干口苦，加柴胡、夏枯草、决明子，以清肝泻火。

→ 苍术减肥汤

【组成】苍术 10 克，陈皮 10 克，半夏 10 克，云茯苓 12 克，泽泻 12 克，荷叶 12 克，焦山楂 12 克，炙甘草 10 克，生大黄 10 克，茵陈 10 克。

【用法】水煎服，每日 1 剂。

【功效】运脾化湿，升清降浊。

【解析】方中苍术、泽泻、茵陈、云茯苓运脾化湿；大黄、半夏祛瘀泻浊；荷叶升清化湿；焦山楂消积化滞，活血化瘀；甘草调和诸药。

【加减】脾虚湿阻、肠道不调，大便偏干者，重用苍术、白术、当归、槟榔，以运脾降浊通便；大便稀溏者，加薏苡仁、山药，以健脾化湿止泻。

→ 疏肝消肥汤

【组成】柴胡 10 克，枳实 10 克，当归 12 克，香附 9 克，郁金 12 克，泽泻 10 克，丹参 12 克，生山楂 12 克，荷叶 10 克，水蛭 10 克，大黄 6 克。

【用法】水煎服，每日 1 剂。

【功效】疏肝解郁，祛瘀化浊。

【解析】方中柴胡疏肝解郁，枳实、香附理气疏肝；当归、郁金、丹参、水蛭行气活血祛瘀；泽泻、荷叶清利湿浊；生山楂既能活血化瘀，又能祛痰浊；大黄通腑泻浊。

【加减】①痰热重者，痰黄稠，加瓜蒌、贝母，以清化痰热；②肝肾阴虚偏盛者，头晕头痛，耳鸣眼花，加女贞子、墨旱莲、夏枯草，以滋肝肾之阴，平肝潜阳；③湿浊重者，周身困倦，舌苔腻浊，加大腹皮、薏苡仁，以增利湿化浊之效。

按摩能治疗痛风吗

按摩是指医生用双手在人体表的一定部位，施以不同的手法进行治疗的方法。现代医学证明，按摩疗法治疗痛风是多方面综合作用

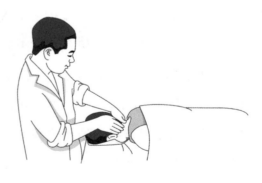

的结果。按摩可提高患者的新陈代谢，降低血尿酸；按摩直接作用于皮肤肌肉，改善肌肉的营养代谢，增加肌肉组织对

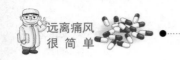
多余尿酸的吸收、利用和排泄；可提高迷走神经兴奋性，调节肾上腺素的分泌功能；有较好的活血止痛、缓解和治疗血管神经并发症的作用；可反射性提高人体免疫功能，达到扶正祛邪的作用。总之，按摩对痛风有较好的防治作用，可作为治疗痛风的一种辅助疗法。

按摩治疗的操作

手法有哪些

→ 按法

按法是用右手拇指、食指、中指指腹或掌根、肘顶部着力于体表病变部位或穴位，逐渐用力下压的一种手法。操作要点为通过拇指或掌根、肘顶部按压的力量作用于病变部位，将双手重叠在一起，用圆心螺旋式或均匀式按压。用力大小视患者病情需要及身体的部位和患者耐受程度而定，肘顶加压一般用于腰臀部肌肉特别发达或较肥胖患者。具有活血化瘀、散结、调和气血、解痉止痛的作用。适用于痛风间歇期、慢性期、缓解期和稳定期的辅助治疗。

→ 摩法

摩法是将手掌面或食指、中指、无名指指腹放置于患者体表穴位或病变部位上，以腕关节及前臂轻轻地、慢慢地、均匀地做圆形有节律地摩动。操作要点为肘关节自然屈曲，腕部放松，掌指自然伸直，着力部位要随着腕关节及前臂做盘旋运动。动作要由浅入深，由表及里，由慢到快，和缓自如地摩动，每分钟40～60次。具有行气活血，消瘀散肿的作用。摩法刺激轻柔缓和，是按摩胸腹、胁肋、四肢的常用手法。

→ 推法

推法是用指腹、手掌或肘部均衡地着力于患者肢体的一定部位，缓慢地上下或左右推动。操作时手与着力部位要贴紧，做到推力于皮肤，作用于肌肉、脏腑。用力要深沉均衡，不可跳跃、

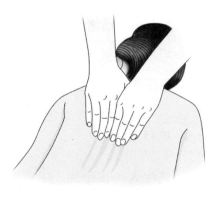

忽重忽轻，拍打力度要缓慢而均匀。具有温经散结、舒筋通络、祛风散寒、活血止阻、调和气血之功效。常用于颈项、

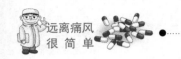
四肢痛风性关节炎和腰背、四肢等软组织损伤，以及陈旧性软组织劳损等。

拿法

拿法是以单手或双手的拇指与其他四指对合呈钳形，施以夹力，提拿于施治部位。根据施治部位的不同，可分为三指拿、四指拿和五指拿法。操作施力时，手指应在一定的部位或穴位上有节律地提拿，手指应呈对称性持续地用力，由轻到重，再由重到轻，由浅到深，再由深到浅。边提拿边连续地旋转移动，上下、前后越过关节顺序移动，将拿于手指中的肌肉逐渐挤捏松脱滑弃，动作柔缓而连贯，不可突然用力。拿法具有通经活络、散寒祛邪、活血止痛之功效，常用于颈项、肩、背、四肢痹证等。对于四肢关节、肌肉痛，以及痛风性关节炎患者，有防止肌肉萎缩等功效。

拍打法

是他人（按摩师、家人）或患者自己用双手手掌、空拳在病变的局部和周围，进行有节奏、有规律的拍打，也可用竹片、木棒等物体进行拍打。被拍打的局部皮肤涂以油剂类、酒类、润滑剂或药物渗透。拍打具有活血化瘀、舒筋活络、祛风散寒、解痉止痛等功效。适用于患者在家庭进行康复与自我治疗等。

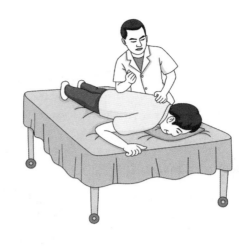

患者俯卧床上或自然坐位，松开裤腰，腰部和双下肢均穿薄内衣或裸露，全身放松。

操作者事先修剪好指甲，站在患者的一侧，将少许丁香油或配制好的外用药酒倒在将要治疗的皮肤上，手掌和五指并拢，放在患者的上肢、背腰部和下肢，均匀地进行拍打。拍打的力量以患者能耐受和皮肤发红为度。拍打的顺序为先上后下，先左后右。每拍打 3～5 遍后，用食指或中指在患者的上肢肩髃、手三里、曲池、内关、合谷、列缺等穴位；背腰夹脊、肾俞、腰俞、腰阳关、命门、大肠俞（双侧）等穴位；下肢环跳、殷门、血海、委中、足三里、阳陵泉、阴陵泉、昆仑等穴位，顺序按压，每穴按压 1～2 分钟。按完一遍后，再进行拍打，每次拍打 40～60 分钟，每日 1 次，20 日为 1 个疗程；也可自行拍打，每日 1～2 次，每次 60 分钟左右。拍打时，切忌暴力（尤其背部、关节的骨骼凸起部位），用力须均匀。

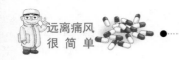
什么是中药**熏蒸**疗法

中药熏蒸疗法是借助药力和热力通过皮肤而作用于机体的一种治疗方法。具有祛风除湿、温经散寒、活血通络等功效；能增加局部血液循环，促进新陈代谢，加速

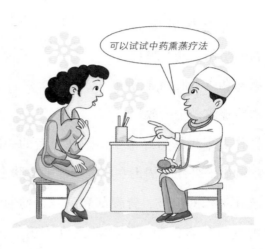

可以试试中药熏蒸疗法

组织再生能力和细胞活力，减少炎症及代谢产物的堆积，降低神经末梢的兴奋性，提高痛阈，有抗炎、消肿止痛的作用。具体方法是将药物用水煎后，将煎得的药汁倒入盆中，待药汁自然冷却至温热时，用手蘸药汁或用毛巾浸透药汁后擦洗全身或局部，以达到治疗痛风的目的。

怎样用熏蒸疗法治疗痛风

中药熏蒸疗法治疗痛风常采用以下方法：

→ 痛风汤

【组成】黄柏90克，生大黄、姜黄、白芷、天花粉、厚朴、陈皮各60克，甘草、生半夏、生天南星各30克。

【用法】将上述药物置锅中煎煮15分钟，取汤熏蒸患处，温度能耐受后擦洗。5～14天见效。

【功效】具有清热解毒、祛风止痛、消炎等功效。

→ 水晶膏

【组成】生大黄粉、生黄柏粉、芒硝各等份，乳香、没药各适量，薄荷、冰片、凡士林各少许。

【用法】研细芒硝，和大黄粉、黄柏粉、乳香、没药、薄荷、冰片、凡士林调匀即可，用时烤热贴敷疼痛处。

【功效】具有解毒镇痛的功效。

→ 风火热膏

【组成】防风、大葱、白芷、川乌各60克。

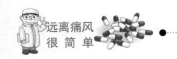

【用法】上药共捣为膏，调热黄酒敷冷痛处。2～3日后用大红椒、艾叶煎汤熏洗再敷药，包好。若皮肉热痛用清油搓之。

【功效】可祛风通痹镇痛。

注意事项：

①熏洗切忌用用停停，以免影响疗效。

②应用熏洗疗法时，忌吃鱼、虾等发物和辛辣油炸的食物。

③熏洗时如果皮肤出现过敏反应，应马上停止熏洗或调整药方。

④熏洗时避免吹风、受寒。

⑤熏洗时要防止药液溅进眼、口、鼻中。

⑥熏洗的时间不宜太长或太短，一般熏洗15～30分钟。

⑦吃饭前后30分钟不宜熏洗。

怎样用膏药敷贴疗法治疗痛风

因为敷贴疗法集针灸和药物治疗之所长，"可与内治并行，而能补内治之不足"，尤其对许多棘手的顽症有意想不到的治疗效果，适应证广泛。另外，用于敷贴的药物为外用药，避免了口服药物对胃肠的刺激，相对而言是一种安全的治疗方法。敷贴方法容易操作，易于推广使用。这些优点使得敷贴疗法备受患者的欢迎。

→ 乌头葛软膏

【组成】川乌头 150 克，野葛、莽草各 500 克。

【用法】上药细切，将药拌匀，经 3 天，用猪脂 2500 克与前药入锅中，以文火煎之，以乌头色焦黄为度，用棉布滤出药渣，收于瓷器中盛放。用时贴于患处。

【功效】祛风散寒，除痹止痛。

→ 金黄散

【组成】黄柏 250 克，姜黄 250 克，白芷 250 克，大黄 250 克，天花粉 500 克，制南星 100 克，炒苍术 100 克，姜厚朴 100 克，陈皮 100 克，甘草 100 克。

【用法】共研细末混匀。每次 20 克用热水调糊局部外敷。用时贴于患处。

【功效】祛风散寒，除痹止痛。

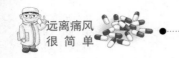
清热除痹膏

【组成】石膏 30 克，忍冬藤 30 克，知母 20 克，黄柏 20 克，苍术 20 克，黄连 20 克，黄芩 20 克，赤芍 20 克，延胡索 20 克，大黄 20 克，栀子 20 克。

【用法】研末用醋调匀制成软膏。用时贴于患处。

【功效】清热利湿，通络止痛。

六神膏

【组成】六神丸 6 ~ 10 粒。

【用法】取六神丸 6 ~ 10 粒碾成粉末，以食醋调和成膏。用时外涂于红肿热痛处，适度按摩，每日早晚各 1 次。

【功效】清热利湿，通络止痛。

黄子消痛膏

【组成】大黄 20 克，川芎 15 克，白芷 15 克，莱菔子 10 克，虎杖 10 克。

【用法】研末过 120 目筛，适量陈醋调膏。用时取药膏 12 克敷于双侧涌泉穴，包扎固定。每天换药 1 次，1 周为 1 个疗程。

【功效】清热利湿，通络止痛。